100 % Jung

Groupe Eyrolles
61, bd Saint-Germain
75240 Paris cedex 05

www.editions-eyrolles.com

Dans la même collection :
Laurence Darcourt, *100 % Dolto*

Avec la collaboration de Cécile Potel

Société française de psychologie analytique – Institut C. G. Jung
13 rue Gannerou
75018 Paris
www.cgjungfrance.com

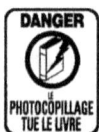

© Groupe Eyrolles, 2011
ISBN : 978-2-212-54990-4

[CONCENTRÉ DE PSY]

Viviane Thibaudier

100 % Jung

EYROLLES

Peut-on tenir ensemble la mesure et la déraison,
l'ordre et la poésie ? Jung l'a tenté.

Élie Humbert

À Camille, Émilie et Alexandre.

Table des matières

Introduction

Ma vie est l'histoire d'un inconscient
qui a accompli sa réalisation[1]

C.G. Jung, le médecin de l'âme

Jung est avec Freud l'un des pionniers de la psychanalyse. Mais alors que tout le monde a entendu parler du père de la psychanalyse, comme il est coutume d'appeler Freud, bien peu encore, en France tout du moins, connaissent Jung.

Il fut pourtant le « dauphin » de Freud et, avec lui, l'un des fondateurs du mouvement psychanalytique dont il fut, au tout début du XXe siècle, la figure centrale durant plusieurs années. Il fut également, dès sa fondation en 1910 et jusqu'en 1914 où il démissionna, le premier président de l'Association psychanalytique internationale (IAP) dont le siège se trouvait alors à Zurich, et le premier rédacteur en chef du *Jahrbuch*[2] dont on peut dire qu'il a été la première revue internationale de psychanalyse.

---

1. C.G. Jung, *Ma vie. Souvenirs, rêves et pensées*, Gallimard, NRF, 2005, première phrase.
2. Le *Jahrbuch für psychoanalytische und psychopathologische Forschungen* fondé à Salzbourg le 27 avril 1908 avec Bleuler et Freud comme directeurs et Jung comme rédacteur en chef.

Que n'a-t-on pas dit sur Jung ? Que ce n'était qu'un péda-
gogue, un symbologue ou un mythologue, qu'il était
mystique, ésotérique, antisémite, qu'il faisait tourner les
tables, croyait aux soucoupes volantes ou s'adonnait à
l'alchimie, qu'il aurait fondé une nouvelle religion, le catalogue est infini. Certains ont même écrit des livres sur lui
afin de démontrer combien il était peu recommandable, à la
manière de ceux qui écrivent des ouvrages entiers pour
prouver que Dieu n'existe pas !

De telles simplifications souvent outrancières ont largement contribué à dénaturer la pensée de Jung. Mais
connaît-on le vrai Jung ? A-t-on jamais lu ce qu'il a écrit
autrement qu'en diagonale, avec des *a priori* ou en se
braquant sur un seul de ses termes, la plupart du temps
déformé et à partir duquel on interprète ou réduit toute son
œuvre ? A-t-on vraiment lu cette œuvre dense et complexe
pour en pénétrer la profondeur et en comprendre le sens
véritable et l'inépuisable richesse ?

Très prisé dans la plupart des pays anglo-saxons et en particulier aux États-Unis, où d'innombrables ouvrages ont été
écrits sur lui ou s'inspirant de son œuvre, Jung reste encore
peu connu en France où il est toujours « banni » de
l'université, comme tant d'autres auteurs n'entrant pas dans
le « penser correct » quelle que soit la matière dont ils
peuvent traiter.

Mais qu'on le veuille ou non, Jung demeure cependant l'un
des grands penseurs du XXe siècle, probablement trop en
avance sur son temps. Très tôt il s'est intéressé à la pensée
orientale, qu'il a été, dès les années 1920, l'un des pionniers

à introduire au public occidental par ses différents commentaires des classiques de la pensée chinoise ou bouddhiste[1] et par son étroite collaboration avec les grands sinologues et indologues de l'époque.

Cet esprit curieux et cultivé, à la vision perçante et lointaine, s'est intéressé à tout, aux sciences, à la philosophie, la littérature, l'anthropologie, la paléontologie, l'histoire des religions, la linguistique, etc., et son œuvre rejoint, dans le champ de la psychologie et par certaines de ses idées les plus audacieuses, les recherches les plus avancées de la physique contemporaine[2]. Elle est, de plus, tout particulièrement appréciée des créateurs et de tous les milieux artistiques.

« Deviens ce que tu es »

> *Qu'y a-t-il de plus fondamental que de savoir :*
> *« Voilà ce que je suis » ?*[3]

Durant les vingt premières années de sa vie, Jung s'est toujours senti en porte-à-faux et mal à l'aise dans son envi-

---

1. Voir C.G. Jung, *Commentaire sur le mystère de la Fleur d'Or*, Albin Michel, 1979, ainsi que ses commentaires du *Livre des morts tibétains* (Bardo Thödol), et du Livre tibétain de la Grande Délivrance, in *Psychologie et orientalisme*, Albin Michel. Voir également ses différentes préfaces au livre de D.T. Suzuki, *Introduction au bouddhisme zen*, Buchet/Chastel, 1996, et ses traductions allemande et anglaise du *Yi King* ou sa *Psychologie du yoga de la Kundalini*, Albin Michel, 2005, etc.

2. Voir entre autres à ce sujet : M. Cazenave, *Sciences et conscience, les deux lectures de l'univers*, Stock, 1980, ou *La synchronicité, l'âme et la science*, Albin Michel, 1994.

3. C.G. Jung, *Psychologie du transfert*, Albin Michel, 1980, p. 55.

ronnement. Il sait ce que signifie ne pas être « dans la norme », se sentir différent des autres, et endurer le regard et les quolibets de ceux qui n'aiment pas que l'on ne soit pas comme eux. Ceci a formé son esprit depuis le tout début de son existence et lui a appris à faire confiance et à s'appuyer sur ses seules ressources intérieures. Cette ouverture sur la « différence » a formé son esprit à tout jamais. Son regard pénétrant sur les êtres et sur les choses et sa manière d'envisager la maladie mentale ou la névrose en seront profondément influencés.

Dans sa façon extrêmement humaine d'envisager la relation médecin-malade, Jung ne cherche pas à mettre l'accent sur le côté pathologique de ses patients et sur ce qui dysfonctionne en eux pour l'éliminer, le corriger et les faire ainsi rentrer dans la norme. Il sait que chacun a construit sa névrose comme un réflexe de survie et dans une tentative d'autoguérison. Le but principal n'est donc pas de la faire disparaître mais, au contraire, d'essayer d'en comprendre les ressorts et la signification profonde. Quelle a pu être son utilité dans le contexte où chacun a vécu et s'est développé. Ce faisant, Jung s'efforce de trouver en chaque être sa valeur propre et sa richesse intérieure, afin de permettre à chacun de découvrir celui qu'il est vraiment. Afin, aussi, de lui permettre de vivre plus en cohérence avec lui-même, même si cela n'est pas conforme à ce que son environnement attend de lui.

Car pour Jung, qui était pourtant psychiatre, personne n'est vraiment normal ou anormal, malade ou sain d'esprit. Qui peut d'ailleurs véritablement dire ce qu'est la « normalité » ? Tous les êtres sont différents et nous sommes tous, dans

certaines circonstances ou par moments, un peu
« dérangés », voire « égarés » sur le difficile chemin de la
vie. Mais c'est peut-être aussi et précisément *là* que réside
notre originalité, pense-t-il. Tout est question de regard.

La vision que Jung a du monde et des êtres n'est pas une
vision binaire. Elle ne cherche pas à combattre ou à éliminer
nos contradictions et nos travers. Elle s'efforce au contraire,
et c'est là la grande originalité de Jung, de trouver le *sens*
que cela a pour nous, aujourd'hui, d'être tels que nous
sommes. Ce que cela vient *compenser* et peut signifier de ce
qui s'est inconsciemment mis en place intérieurement dans
une tentative naturelle de trouver un équilibre acceptable et
de parvenir, tant bien que mal, à continuer à vivre malgré
nos blessures. C'est-à-dire ce que cela veut nous dire de
nous-mêmes dans le but ultime de parvenir à l'intégrer,
mais cette fois en toute conscience, à l'ensemble de notre
personnalité, et ce, dans la reconnaissance de l'extrême
« complexité » qui est celle de tout être.

Chapitre 1

Jung, cet inconnu

Je ressentais des angoisses imprécises durant la nuit…
Des hommes se noient, un cadavre tombe par-dessus les rochers.
Dans le cimetière voisin, le sacristain creuse un trou…[1]

Jung, solitaire

Un enfant de remplacement

Carl Gustav Jung est né le 26 juillet 1875 sur les bords du lac de Constance à Kesswil en Suisse, à la frontière entre trois pays, la Suisse, l'Allemagne et l'Autriche (qui à l'époque faisait partie de l'Empire austro-hongrois). Son père, Paul Achilles Jung, était pasteur. Sa mère, Emilie Preiswerk, était fille de pasteur et cinq de ses frères, oncles de Carl Gustav, l'étaient également.

Carl Gustav était le quatrième mais le premier enfant vivant du couple Jung, les trois précédents étant tous mort-nés ou quelques jours seulement après la naissance. Une sœur, Gertrud, naîtra neuf ans après lui, de sorte que Carl Gustav restera longtemps enfant unique. ·

Six mois après sa naissance, ses parents s'établirent près des chutes du Rhin, un site magnifique mais impressionnant et

---

1. C.G. Jung, *Ma vie. Souvenirs, rêves et pensées*, *op. cit.*, p. 28.

sinistre pour un tout jeune enfant. Cela donne une idée de l'atmosphère très particulière dans laquelle le petit Carl Gustav passa les quatre premières années de sa vie, auprès d'une mère endeuillée par la perte successive de trois enfants et « absente » à son fils. Elle devra faire un long séjour à l'hôpital pour soigner un état dépressif grave. Jung se souvient que son père était tendre mais dépassé par les événements. Au sein d'une nature certes splendide, mais dans le cadre austère du presbytère du château de Lauffen, l'enfant a vécu abandonné à lui-même et dans une immense solitude.

Dans ses mémoires, Jung explique que, durant toute son enfance, il ressentait en lui deux personnalités, qu'il appelle « numéro 1 » et « numéro 2 ». Comme si, dès son tout jeune âge, il avait été aux prises avec un autre lui-même qui le hantait sans parvenir à savoir lequel des deux il était vraiment. Depuis les nombreuses études faites sur le sujet[1], on sait que certains enfants nés après un enfant mort rencontrent ce même type de problèmes liés à leur identité. Ils portent inconsciemment le deuil que leurs parents n'ont pu faire et se ressentent comme un autre. Et, le plus souvent, disent les auteurs de ces recherches, soit ils deviennent fous, soit ils deviennent psychiatres ou psychologues, soit ils deviennent des créateurs comme ce fut le cas pour Beethoven, Van Gogh ou Salvador Dali par exemple. Même s'il a côtoyé de près la folie, Jung n'est cependant pas

---

1. *Cf.* M. Porot, *L'enfant de remplacement*, Éditions Frison-Roche, 1993 ou E. Posnanski, « The "replacement child" : a saga of unresolved parental grief », in *Journal of developmental and behaviorial pediatrics*, 81, 6, p. 1190-1193.

devenu fou mais psychiatre et, si l'on en juge par l'originalité et l'abondance de son œuvre dont plus de la moitié, à ce jour, reste encore à traduire et à publier, il ne fait aucun doute qu'il fut un auteur particulièrement prolifique et créatif.

Un enfant « précoce »

Carl Gustav fut bercé très tôt par les histoires de l'Ancien Testament que son père lui racontait. Il avait appris à lire précocement et fut initié au latin dès l'âge de quatre ans. Enfant sensible et curieux de tout, longtemps insomniaque, il meublait sa grande solitude en passant des heures dans la nature grandiose qui l'entourait et dans la bibliothèque du pasteur parmi les livres de philosophie, de religion et de littérature.

Dans ses mémoires, Jung raconte le rêve qu'il fit vers l'âge de trois ou quatre ans, qui est le plus ancien dont il se souvienne. Il vaut la peine d'être rapporté ici car ce rêve dit beaucoup de son rapport à l'inconscient et de la manière dont quelque chose en lui sut très précocement le guider vers les profondeurs pour y découvrir les forces les plus archaïques et les plus puissantes de la vie.

L'enfant est dans une prairie derrière la ferme attenante au château. Il y découvre un trou sombre qu'il n'a jamais vu auparavant. Curieux, il s'approche et regarde au fond. Il y voit un escalier de pierre qui s'enfonce par lequel il descend craintivement. Il arrive à une porte fermée par un rideau richement ouvragé. Il l'écarte et voit un grand espace carré baigné d'une lumière crépusculaire. Un trône d'or, royal, se dresse sur une estrade. Sur ce trône

se trouve une forme gigantesque haute d'environ cinq
mètres que l'enfant pense d'abord être un tronc d'arbre.
L'objet, d'un diamètre d'une cinquantaine de centimètres,
est « fait de peau et de chair vivante », dit-il. Il porte « une
tête de forme conique, sans visage et sans chevelure. Sur
le sommet un œil unique, immobile » qui regarde vers le
haut. Une clarté brille au-dessus. L'enfant est terrorisé car
il a l'impression que l'objet, qui pourtant est immobile,
pourrait descendre de son trône et, comme un ver,
ramper jusqu'à lui. C'est alors qu'il entend sa mère crier
d'en haut « oui, regarde-le bien, c'est l'ogre, le mangeur
d'homme ! »[1].

Ce rêve, dit « du Phallus », peut être entendu comme une
anticipation et la représentation symbolique dans cette âme
enfantine de ce que Jung parviendra à élaborer quelque
trente années plus tard. Cette descente dans les profondeurs
obscures et l'émergence souterraine vers laquelle l'enfant se
dirige « en conscience », nous la retrouverons tout au long
de sa vie.

C'est aussi ce qui fera la trame de toute son œuvre et va
accompagner sa démarche scientifique tout au long de sa
vie. L'irrésistible et effrayant attrait des profondeurs de
l'inconscient où se trouve la source à la fois créatrice et
destructrice de toute vie. C'est probablement aussi ce qui a
sauvé le jeune Carl Gustav. La foi qu'il eut d'instinct en ses
représentations internes qui sont venues suppléer au
« manque », dans la réalité externe, de parents suffisamment solides sur lesquels s'appuyer. C'est cette attirance et
cette foi qui, paradoxalement l'ont conduit aux frontières de
la folie en même temps qu'elles l'en ont sauvé.

---

1. C.G. Jung, *Ma vie, souvenirs, rêves et pensées*, *op. cit.*, p. 31.

Plus tard, à l'âge de onze ans, lorsqu'il entra au collège de Bâle, il eut du mal à s'adapter car il était habitué à vivre à la campagne. On se moquait de sa gaucherie et de sa manière peu élégante d'être vêtu, mais d'un autre côté, il étonnait et dérangeait, autant ses professeurs que ses camarades, par la profondeur de ses propos et l'étendue de ses connaissances qui ne correspondaient ni à son aspect extérieur ni à son âge. Taciturne et d'une sensibilité extrême, il s'ennuyait en classe, était asocial, agressif et bagarreur, restant facilement à l'écart des autres élèves.

On dirait aujourd'hui d'un tel enfant qu'il s'agit d'un « enfant précoce ». Il en a effectivement toutes les caracté-ristiques. Décalé par rapport aux autres enfants du fait de sa pénétration profonde des choses et des êtres, et pourvu d'une maturité et d'une capacité de compréhension que n'ont généralement pas les enfants de son âge. Ce décalage ne faisait qu'accentuer son retrait dans la solitude et la vie intérieure et renforcer la rêverie par laquelle il cherchait à échapper à la souffrance générée par son inadaptation.

Jung psychiatre

> *Le plus important dans le traitement*
> *c'est l'engagement personnel,*
> *le projet sérieux et le dévouement, je dirais même*
> *l'abnégation des soignants*[1]

Carl Gustav a vécu dans un milieu cultivé et lettré où, sur plusieurs générations, médecine et religion se sont toujours

---

1. C.G. Jung, *Psychogenèse des maladies mentales*, Albin Michel, 2001, p. 330.

étroitement côtoyées, un milieu particulièrement ouvert aux différences culturelles et aux langues. Durant ses vingt premières années, il a aussi habité aux confins de plusieurs pays puisque à partir de l'âge de quatre ans il se retrouvera tout près de Bâle, et plus tard à Bâle même, à nouveau entre trois pays, la Suisse, l'Allemagne et la France[1]. Ces expériences ont contribué à faire de Jung un homme « à la frontière », curieux du monde et influencé, dès le début de sa vie, par diverses cultures.

Dès son plus jeune âge, Carl Gustav voulait devenir paléontologue ou archéologue. Mais après sa *Maturität*, le baccalauréat suisse, et pour faire plaisir à son père, il entreprit des études de médecine dans le but de devenir chirurgien comme son grand-père. Toutefois, le manque d'argent de la famille et, très vite après le début de ses études, la mort prématurée de son père rendirent les choses difficiles car il eut alors sa mère et sa sœur à sa charge. Il se spécialisa alors en psychiatrie, dont les études étaient moins longues et surtout moins onéreuses que la chirurgie. Mais peut-être qu'en réalité et comme nous venons de le voir, tout, en fait, le destinait à se diriger vers la psychiatrie ?

Très vite et pour la première fois, le jeune étudiant commença à se sentir plus à l'aise et en adéquation avec son entourage. Dans le milieu universitaire, et la confrérie estudiantine de Zofingue[2] à laquelle, comme son père autrefois,

---

1. Même si depuis 1870 l'Alsace avait été réquisitionnée par l'Allemagne, elle n'en demeurait cependant pas moins « française ».
2. C.G. Jung, *The Zofingia Lectures*, Princeton, Bollingen series XX, 1983 (traduction française à paraître).

il avait adhéré, sa tournure d'esprit et son érudition pouvaient enfin être reconnues à leur juste valeur, et même être admirées par ses camarades. Mais elles pouvaient surtout y trouver un écho et donner lieu à des échanges stimulants, ce qui lui avait toujours manqué jusque-là. Il avait vingt et un ans.

Il obtint son diplôme de médecine en décembre 1900 à l'âge de vingt-cinq ans. Dix jours plus tard, il commença à travailler à l'hôpital psychiatrique de Zurich.

L'hôpital du Burghölzli

Durant ses années d'internat et après son doctorat, Jung passa près de dix années à l'hôpital du Burghölzli à Zurich. Au tout début du XXe siècle, cet établissement psychiatrique était, grâce à son directeur Eugen Bleuler[1], un hôpital d'avant-garde et de renommée internationale, due essentiellement aux recherches de ce dernier sur la schizophrénie, encore appelée à l'époque « démence précoce ».

En effet, et contrairement aux autres établissements psychiatriques de l'époque, les malades y étaient traités avec une grande humanité et considérés comme des êtres à part entière qui, quel que soit leur état, méritaient le respect et le dévouement de tout le personnel médical, médecins compris. Ceux-ci devaient d'ailleurs loger à l'hôpital et être au service de leurs patients vingt-quatre heures sur vingt-

---

1. Eugen Bleuler (1857-1939) : psychiatre suisse et professeur de psychiatrie à Zurich qui, en 1911, inventa le terme de schizophrénie dont il rebaptisa la *dementia praecox* afin d'exprimer qu'il s'agissait d'un morcellement de la personnalité en fragments.

quatre. Alors que cette maladie était considérée comme incurable et les malades qui en étaient atteints délaissés voire maltraités, Bleuler pensait, très en avance sur son temps, que si le médecin parvenait à nouer une relation « humaine » avec le malade, sa maladie pourrait évoluer et éventuellement même guérir. Aussi venait-on de l'Europe entière, parfois d'Amérique, pour se faire soigner dans la fameuse clinique de Zurich.

Dans la lignée de Wundt[1], Jung y mena à cette époque des expériences approfondies sur le test d'association de mots de ce dernier, qui, à l'aide de mots inducteurs, explique les symptômes des malades schizophrènes. Cela permettait de comprendre où pouvait se situer l'origine de leur problème et aussi de reconstituer partiellement l'histoire affective des patients.

Jung étudia aussi à Paris auprès d'Alfred Binet[2] et de Pierre Janet[3] qui était alors professeur au Collège de France et

---

1. Wilhelm Wundt (1832-1920) : philosophe et médecin allemand qui fonda, à Leipzig, le premier laboratoire de psychologie expérimentale où de nombreux médecins européens et américains vinrent se former à ses méthodes.
2. Alfred Binet (1857-1911) : inventeur, avec Jules Simon, du test d'intelligence Binet-Simon. À travers son test qu'il appliqua aux enfants des écoles, il remarqua les ressemblances frappantes qui existaient entre normal et anormal non seulement chez les enfants mais également parmi les « grands esprits ».
3. Pierre Janet (1859-1947) : philosophe et médecin français professeur à l'hôpital de la Salpêtrière, l'une des figures majeures, avec Charcot, de la psychologie française.

travaillait sur l'hystérie et l'hypnose dans le laboratoire de
psychologie qu'il dirigeait à la Salpêtrière.

Les années Freud

Jung avait lu le livre de Freud sur l'interprétation des rêves[1]
et ses différents articles sur l'hystérie[2]. Les vues des deux
hommes étaient en grande partie semblables et les travaux
de Freud venaient en de nombreux points corroborer les
propres découvertes que Jung avait faites au cours de ses
expériences d'associations dont il était désormais devenu le
spécialiste, jouissant d'une certaine notoriété, autant en
Suisse qu'à l'étranger.

En 1906, Jung envoya à Freud l'ouvrage qu'il venait de
publier sur ses expériences[3]. Freud lui répondit par retour
du courrier pour lui dire qu'il se l'était déjà procuré, et ce,
dès sa publication. Il accueillit avec beaucoup d'intérêt
l'intrusion de Jung dans sa vie, d'autant plus que celui-ci,
dans son ouvrage, le citait abondamment, ce qui n'était pas
pour laisser Freud indifférent. Puis, quelques mois plus
tard, Jung s'adressa à lui pour lui demander conseil à propos
du cas d'une jeune fille hystérique qu'il avait commencé à
traiter avec la méthode décrite par Freud. Il s'agissait de
Sabina Spielrein, qui fut sa première patiente, une histoire

---

1. S. Freud, *L'interprétation des rêves*, Paris, PUF, 1980.
2. S. Freud, J. Breuer, *Études sur l'hystérie*, Paris, PUF, 1975, et S. Freud,
   « Sur l'étiologie de l'hystérie » in *Œuvres complètes III, 1894-1899*,
   Paris, PUF, 1989.
3. C.G. Jung, « Études sur les associations de mots », in *Collected
   Works*, vol. 2, Princeton University Press, 1973.

dont la littérature, le théâtre et le cinéma se sont abondamment emparés[1].

Les deux hommes commencèrent alors une correspondance régulière jusqu'à ce que, sur invitation de Freud, Jung se rendît à Vienne en 1907. C'est ainsi que débuta une collaboration intense et fructueuse qui allait durer jusqu'en 1913, Jung voyant en Freud un maître et le père qui lui avait manqué, Freud voyant en Jung un fils doué et l'héritier désigné pour sortir la psychanalyse de l'enclave viennoise et du judaïsme. « *Vous serez celui qui comme Josué, si je suis Moïse, prendrez possession de la terre promise de la psychiatrie*[2] », lui écrivait lyriquement Freud qui avait mis tous ses espoirs en ce brillant et charismatique jeune psychiatre du prestigieux Burghölzli.

Leur relation fut intense, voire passionnelle. Freud, comme un amant jaloux, attendait avec impatience les lettres de Jung qui, de son côté, le faisait languir tant il était occupé à ses multiples activités. Dès leur première rencontre, ils tombèrent totalement en accord sur le fait que, comme le disait Freud dans son livre : « *L'interprétation des rêves est la voie royale qui mène à la connaissance de l'inconscient*[3]. » Mais, dès le début également, Jung eut quelques réserves sur la place excessive qu'à son sens, Freud donnait à la sexualité.

---

1. Notamment le film de Roberto Faenza *L'âme en jeu* (*Prendimi l'anima*), la pièce de Christopher Hampton *Parole et guérison* et son adaptation au cinéma par Cronenberg, *A dangerous method*. Voir aussi le livre de J. Kerr, *A most dangerous method, The story of Jung, Freud and Sabina Spielrein*, Alfred A. Knopf, 1993.

2. S. Freud, C.G. Jung, *Correspondance*, vol. 1, p. 271.

3. S. Freud, *L'interprétation des rêves, op. cit.*, p. 517.

Car s'il convenait avec lui que les psychonévroses, et l'hystérie en particulier, avaient un lien certain avec la sexualité et le refoulement – le rejet inconscient des désirs –, son contact quotidien avec la maladie mentale lui avait aussi enseigné que ce n'était nullement le cas de la psychose.

Jung essaya bien de convaincre Freud de mettre quelques bémols à ses assertions pansexualistes. Mais celui-ci supportait mal les mises en question, qu'il prenait généralement comme des attaques personnelles. Il ne voulut rien céder et campa sur ses positions. Ce fut, entre eux, un point de divergence qui ne put jamais trouver de résolution si ce n'est par leur rupture définitive en 1913.

Chapitre 2

Freud, Jung, les points de rupture

Dans sa préface aux *Métamorphoses de l'âme et ses symboles* qu'il publia en 1912 sous le titre de *Métamorphoses et symboles de la libido*, Jung explique :

« *Ce livre fut écrit en 1911, dans ma trente-sixième année. C'est un moment critique, car il marque le début de la deuxième moitié de la vie dans laquelle se produit assez souvent une métanoïa, un changement d'opinion. J'étais certain alors de perdre toute communauté de travail et tout rapport amical avec Freud.*

« *... Il a été écrit en quelque sorte malgré moi... Aucune possibilité de laisser mûrir mes pensées. Tout cela tomba sur moi comme une avalanche impossible à contenir... C'était l'explosion de tous ces contenus qui ne pouvaient trouver place dans l'étroitesse étouffante de la psychologie freudienne et de sa 'Weltanschauung'*[1]. »

Ce livre fut donc le détonateur qui fit voler en éclats la relation entre Freud et Jung. Ce dernier y expose un peu tout à trac, comme il l'explique dans sa préface, les prémisses de sa théorie. C'est l'œuvre où, peut-être maladroitement, mais en tout cas très nettement, il prend ouvertement position vis-à-vis de Freud et tout particulièrement par rapport à sa

---

1. C.G. Jung, *Métamorphoses de l'âme et ses symboles*, Georg, 1972, préface.

notion de libido sexuelle. Il y fait entre autres l'hypothèse d'un fondement psychique qui dépasse de loin l'histoire personnelle du sujet et qui s'enracine bien au-delà de l'inconscient tel que l'a défini Freud. C'est l'aboutissement, pour Jung, d'un fil conducteur présent de longue date, qui, inconsciemment, s'est lentement tissé au cours des ans, comme en un lointain écho à ce premier « rêve du Phallus » de l'enfance[1].

De cet ouvrage, il se dégage plusieurs idées maîtresses qui vont à l'encontre des thèses développées par Freud.

Tout n'est pas sexuel

La libido, une énergie de vie

Jung se refuse à considérer l'être humain comme gouverné par son seul instinct sexuel. Sans pour autant nier l'importance de la sexualité pour chacun, bien au contraire, il ne peut toutefois accepter de réduire le fonctionnement psychique humain à cette seule composante. Pour lui, en effet, la libido, c'est-à-dire l'énergie psychique, est composée de nombreux autres instincts qui, sans être amalgamés à la sexualité ou en être issus, ont *tous* leur fonction propre et leur rôle à jouer à un moment ou à un autre de notre développement.

Permettre à chacun de trouver le sens de sa vie et sa propre créativité est une priorité pour Jung. Cela lui semble bien plus important que de chercher si nous avons un secret désir pour notre père ou notre mère. Mais il va de soi que l'un n'exclut pas nécessairement l'autre. La première ébauche de

---

1. Voir le rêve de Jung, chapitre 1, page 9.

ce nouveau concept de libido, qui n'est pas uniquement sexuelle mais également à l'œuvre dans le processus de vie, a donc de quoi contrarier Freud. Car pour Jung, la libido n'a pas de tendance spécifique et peut au contraire se communiquer à n'importe quel domaine, que ce soit la faim, la haine, la puissance, la sexualité, etc.

Le spirituel et la fonction religieuse

Parmi ces domaines se trouve, entre autres, le sentiment religieux lié à « l'expérience du divin » que chacun peut avoir à certains moments de la vie et qui est à différencier de la « croyance » religieuse. Pour Jung, le sentiment religieux ne relève pas d'un désir infantile ni du refoulement de la sexualité. Ce n'est pas non plus une névrose, ni la transformation d'une homosexualité à l'égard d'une image paternelle comme le pense Freud. Car en aucun cas l'image de Dieu n'est un avatar de l'image du père mais c'est au contraire l'image du père qui souvent est contaminée par celle de Dieu[1]. Jung considère donc le religieux comme une « activité spontanée de l'âme[2] » qui relève d'une réalité spécifiquement humaine.

C'est une tendance propre aux hommes depuis la nuit des temps, qui, depuis toujours, leur a fait construire des autels, fabriquer des objets rituels, offrir des sacrifices à leurs dieux. Une tendance qui peut aussi se manifester où l'on s'y attendrait le moins, y compris hors de toute confession. L'image

---

1. Nous en avons une illustration dans le film *Le ruban blanc* de Michael Haneke, octobre 2009.
2. Agnel *et al.*, *Dictionnaire Jung*, Paris, Ellipses, 2008, entrée « religieux ».

de Dieu est une représentation inhérente à la psyché humaine. Un contenu de l'inconscient que pour Jung il est donc tout à fait important de repérer pour ce qu'il est et de prendre en considération afin de le faire advenir à la conscience, au même titre que tout ce qui est inconscient et nous agit sans que nous le sachions. Sinon, comme tout ce qui est déprécié et relégué dans l'inconscient, cela se manifestera à notre insu et surtout de manière infantile et archaïque donc dangereuse.

Cette tendance humaine n'est pas nécessairement liée à une pratique religieuse mais, en revanche, pour dispenser leur message, toutes les religions s'appuient sur ce besoin inné de religieux qu'ont les hommes. De même en politique, tous les « guides » et autres « prophètes » des temps modernes, qu'ils se fassent appeler Père des peuples, Grand Timonier ou Guide suprême de la Révolution[1], s'appuient sur ce besoin inconscient de religieux qui réside au cœur de la psyché humaine. En cherchant à incarner l'image de Dieu aux yeux des leurs, ils prennent ainsi de l'ascendant sur eux et les mettent en état de fascination et de soumission. Les nombreux États dictatoriaux de par le monde et l'attitude de soumission passive de leurs peuples en sont des exemples étonnants mais on ne peut plus parlants.

---

1. Comme Staline en Russie, Mao Zedong en Chine ou Ali Khamenei en Iran.

L'inceste psychique

Selon Jung, l'inceste est d'abord une réalité « psychique » avant de concerner la mère réelle. Il signifie un reflux de la libido vers les couches archaïques de l'inconscient qui se situent bien au-delà de la mère génétique.

La Grande Mère

> *La mère est la secrète racine de tout devenir et de toute transformation... le fond primordial silencieux de tout commencement et de toute fin*[1]

Le rêve d'Alex, pourrait servir d'illustration à cette idée de Grande Mère et d'inceste psychique et montrer comment cela peut se représenter chez un homme d'une trentaine d'années, tout à fait contemporain.

> Une femme gigantesque est allongée nue dans la nature verdoyante. Une foule d'hommes, petits comme des chiots, grimpent par grappes entre ses jambes pour aller téter le lait de son sexe qui est un pénis.

Au moment où Alex fait ce rêve, il est en pleine phase régressive. Il ne parvient plus à écrire un traître mot du rapport important qu'il doit bientôt rendre à l'unité de recherche dans laquelle il travaille, à l'université. Cette image montre, comme Jung le postule, qu'il s'agit là d'une régression si lointaine qu'elle dépasse, en effet et de beaucoup, la mère génétique.

---

1. C.G. Jung, *Les racines de la conscience*, Buchet/Chastel, 1971, p. 110.

On voit, d'une part, que le mouvement est « collectif » et non « personnel » – une foule d'hommes – et, d'autre part, que cette femme nue a des allures tout à fait mythiques sans rapport aucun avec une quelconque femme réelle et *a fortiori* la mère d'Alex. Mais cette image montre également qu'il s'agit là d'un mouvement régressif qui est comme une forte poussée qui propulse les hommes-chiots vers ce sein-pénis, en même temps que la recherche d'un lait-semence qui va pouvoir « nourrir » et « féconder » à la fois.

Jung nous dit qu'il a emprunté le terme de Grande Mère à l'histoire des religions. Il fait ainsi référence aux croyances et aux pratiques issues d'un même culte qui s'étendait de la Méditerranée à l'Indus, celui de la Terre Mère, de la Déesse Mère ou de la Grande Déesse selon les régions et les époques. Cette figure ancienne représentait alors, quelque dix mille ans avant notre ère, une divinité de fécondation et de prospérité qui rassemblait en elle toute la puissance magique et sacrée contenue dans la Nature et le Cosmos. Il s'agissait donc d'une puissance contrastée, autant fécondante que dévastatrice, car détentrice de toutes les qualités des éléments primordiaux et naturels. Dans son ouvrage sur les Métamorphoses, Jung fait ainsi de la Grande Mère un symbole du Maternel primordial, et du retour aux origines, un symbole du *matriciel* d'où émerge toute chose et qui, à la fois, engendre et nourrit le processus de vie.

Cette énergie primordiale contient les multiples formes et manifestations de ce qu'a pu être pour les hommes de cette époque cette divinité qui représentait les forces créatrices et destructrices à l'œuvre dans leur propre psychisme. Potentialités auxquelles ils ne pouvaient avoir accès que par projection, ce que Jung exprime par l'idée que « *la psyché est d'abord le monde* ».

Car son environnement constitue un miroir pour l'être humain. Un miroir dans lequel il se reflète, ne pouvant encore trouver d'autres formes à ce qui se trouve en lui, que ce qu'il voit ou croit voir, par projection, dans les qualités qu'il prête aux éléments qui se trouvent au-dehors de lui. Environnement avec lequel il a été durant des millénaires dans une « identité inconsciente ». Avec lequel il l'est encore parfois aujourd'hui, à certaines étapes de son développement, comme dans l'enfance par exemple ou dans certains états psychiques. C'est-à-dire « sans distance », où lui et le monde, images et réalité, se confondent.

C'est le processus d'humanisation qui va permettre à l'homme de s'extraire de la relation indifférenciée avec ce qui l'entoure. Et ce, autant en ce qui concerne l'histoire de l'humanité qu'en ce qui concerne sa propre histoire.

La Grande Mère, cette énergie primordiale, est donc l'origine de toute chose et ce vers quoi il nous faut sans cesse retourner afin d'y puiser la substance nourricière et les forces nécessaires pour renaître à nous-mêmes, les forces nécessaires à notre transformation.

> Sandrine est dotée d'un certain talent et peint des tableaux dont la valeur artistique est appréciée par son entourage. Pourtant un jour, peu de temps avant l'exposition qu'elle doit faire, elle se met à lacérer ses toiles à grands coups de couteau, détruisant tout ce qu'elle avait créé depuis plusieurs mois. Puis de la même façon, elle s'en prend aux murs de la pièce dans laquelle elle travaille, qu'elle a elle-même décorés, pour s'attaquer enfin à son

propre corps en ingérant une dose de barbituriques suffisamment importante pour être certaine de s'autodétruire. Elle sera sauvée *in extremis* par l'arrivée de son mari.

Cette dualité créativité-destructivité, cette violence archaïque est l'une des caractéristiques de l'énergie primordiale que contient cette notion de Grande Mère. Une telle alternance en constitue l'une des composantes essentielles, à savoir que c'est ce qui nous nourrit qui aussi nous dévore, que c'est ce qui nous donne vie qui peut aussi nous détruire. C'est dans ce mouvement paradoxal que, pour Jung, se fonde le dynamisme du processus de vie dans lequel s'inscrit sa notion de libido.

Être pris dans la Grande Mère comme l'est Sandrine, c'est être noyé dans les eaux sombres et profondes de l'indifférenciation. Cela signifie qu'une partie de notre énergie n'a pas encore été intégrée à notre conscience. C'est le signe que l'on n'est pas encore « né à soi-même » ou que l'on est semblable à un personnage mythologique, c'est-à-dire éternel et, en quelque sorte, « antérieur à l'humain ».

Le sacrifice

> *Le monde apparaît quand l'homme le découvre.*
> *Or il ne le découvre qu'au moment où il sacrifie*
> *son enveloppement dans la mère originelle,*
> *autrement dit l'état inconscient du commencement* [1]

La confrontation avec la Grande Mère en tant qu'il s'agit d'une instance symbolique qui représente les couches les

---

1. C.G. Jung, *Métamorphoses de l'âme et ses symboles, op. cit.*, p. 677.

plus archaïques de l'inconscient correspond donc à un retour aux origines qui, nous l'avons vu, est pour Jung un équivalent symbolique de l'inceste psychique. Mais ce retour aux origines est en même temps un lieu de renaissance, qui dans les mythes est généralement représenté par le combat du héros contre le monstre. On peut citer par exemple Jonas et la baleine ou saint Michel qui se bat contre le dragon.

Dans sa quête, le héros aspire à être ré-enfanté par la matrice originelle, mais en même temps qu'il descend dans les profondeurs de l'inconscient il lui faut s'affranchir de ce « maternel » sous peine de s'y laisser engloutir. C'est ce que Jung appelle le sacrifice. Il s'agit d'une phase importante de la confrontation du moi, avec les contenus inconscients archaïques.

Ce détachement ne va cependant pas sans risque et sans douleur car, dit Jung, « *la libido enlevée à la mère… devient menaçante comme un serpent, symbole de l'angoisse de mort, car il faut que meure la relation avec la mère et de cela on en meurt presque soi-même*[1] ».

> Christine est enseignante dans une ZEP[2]. C'est une femme généreuse et de bonne volonté. Ce qu'elle veut par-dessus tout, c'est « sauver » les êtres en difficulté et en perdition. Elle aspire à une communication harmonieuse entre les hommes. Pour elle, tout le monde devrait s'aimer et il ne devrait y avoir ni conflits ni injustice. Christine attend aussi de son mari et de son fils qu'ils soient à

---

1. *Ibid.*, p. 515.
2. Zone d'éducation prioritaire.

son image, pleins d'amour, d'attention, de générosité
envers les autres, c'est-à-dire parfaits, ce qu'ils ne sont
évidemment pas. Cela la fait énormément souffrir. Elle
passe son temps à les critiquer et à se plaindre de leur
ingratitude et de leur incompréhension. Au nom de ses
« bons sentiments », en fait, elle les emprisonne et leur
empoisonne la vie. Christine doit sortir de cette mère
immensément bonne et toute-puissante dans laquelle elle
est enfermée et à laquelle elle s'identifie. Elle doit pour ce
faire renoncer à cette « valeur absolue » qui conditionne
toute sa vie et dans laquelle elle enferme aussi ceux qui
l'entourent. Mais elle ne semble ni voir ni comprendre
que cet idéal d'amour absolu est une prison qu'elle construit autant pour elle-même que pour les autres. Et, plutôt
que de renoncer à son idéal d'amour universel, celui
qu'elle ne pourra jamais atteindre, plutôt que de faire le
« sacrifice » de sa vision idéale des choses, Christine préfère se « sacrifier » elle-même. Si bien qu'un jour, au bord
du désespoir, elle fera une tentative de suicide.

Christine n'est pas consciente que cet amour qu'elle prône
ainsi correspond à ce qui lui a cruellement manqué lorsque
enfant elle avait besoin de cet amour absolu. On voit
combien il lui est aujourd'hui difficile d'y renoncer et
combien aussi cela entrave dangereusement son évolution
psychique. Christine enferme et s'enferme, elle ne parvient
pas à évoluer et se retrouve dans une impasse. Il lui faut
pourtant renoncer à la toute-puissante de sa « bonté » et
accepter la réalité des choses et des êtres, la réalité de la vie.

Comme chez Christine, il peut s'agir dans la notion de
« sacrifice » de renoncer à l'attachement au maternel. Mais
cela peut aussi bien être renoncer aux illusions narcissiques,
à l'unilatéralité de la conscience, au despotisme de la
volonté et du moi, etc., tout ce qui a pu nous être utile à un

moment donné de notre vie mais dont nous devons un jour nous détourner et qu'il nous faut à présent « sacrifier ».

Le sacrifice est d'un autre ordre que la castration qu'il ne remplace aucunement. Le premier provient d'une impérieuse poussée intérieure qui procède de ce que Jung appelle le processus d'individuation, il est conscient et consenti ; le second est infligé de l'extérieur et il est généralement subi. Les deux sont des expériences douloureuses pour le moi.

Chapitre 3

À quoi sert l'inconscient ?

Les contenus issus de l'inconscient qui font retour à la conscience nous permettent de comprendre les rapports névrotiques que nous entretenons avec nos proches, nos parents, notre conjoint, nos enfants, nos collègues, etc. Ce faisant, ils nous donnent la possibilité d'y remédier, même si Jung pense que ce n'est pas la névrose qu'il faut guérir car elle constitue déjà en soi une tentative naturelle d'autoguérison[1].

La créativité de l'inconscient

Le concept d'inconscient « ne pose rien »,
il désigne seulement « mon ignorance »[2]

Comme toute sa psychologie, appelée parfois aussi « psychologie des profondeurs » ou « psychologie complexe », l'inconscient pour Jung n'a ni la même origine, ni les mêmes caractéristiques, ni le même sens que pour Freud.

Si l'on peut se permettre un pléonasme, pour Freud l'inconscient est le « non-conscient ». Il est formé de ce qui

---

1. C.G. Jung, *La guérison psychologique*, Genève, Georg, 1987, p. 207.
2. C.G. Jung, *Correspondance, 1941-1949*, Albin Michel, 1993, p. 155.

est refoulé, c'est-à-dire de ce qui a été exclu car interdit et censuré *par le conscient*. Il est ainsi et en caricaturant la « poubelle » de ce dernier. Pour Jung, au contraire, l'inconscient est une intarissable source de contenus. Il a une *créativité* et un *savoir* et c'est lui qui crée le conscient. Le mouvement est exactement inverse. « *Notre conscience s'est, historiquement et individuellement parlant, développée à partir de l'obscurité et de l'aube de l'inconscience originelle*[1] », dit Jung.

Si, selon Jung, le nourrisson ne naît pas « *tabula rasa* » mais avec un héritage de dispositions fonctionnelles et représentatives, il est cependant dans une totale inconscience et ce n'est que petit à petit qu'il va s'éveiller au monde et devenir conscient *à* et *de* ce qui l'entoure. Cela signifie que la conscience n'est pas un état donné *a priori* mais qu'elle croît progressivement au cours du temps et de la maturation psychique. Plus encore, au cours des différents âges de la vie, de sorte que nous ne cessons de devenir conscients et d'élargir ainsi notre champ de conscience, au fur et à mesure que nous avançons en âge.

C'est donc à partir de l'inconscient que se développe la conscience. Tout au cours de la vie, elle cherche à s'en extraire et s'en différencier par une lente assimilation des contenus inconscients qui se présentent à elle. « *L'inconscient est la mère de la conscience*[2] », dit Jung. De plus, il existe pour lui deux niveaux d'inconscient. D'une part, l'inconscient personnel et, de l'autre, l'inconscient collectif.

---

1. C.G. Jung, *La guérison psychologique, op. cit.*, p. 266.
2. *Ibid.*

L'inconscient personnel : antichambre du moi

C'est la couche la plus superficielle de l'inconscient, celle qui est le plus facilement accessible à la conscience et par le moi. Elle est constituée de tous les contenus qui ont un lien avec la vie personnelle : nos souvenirs enfouis, tout ce qui a été refoulé, c'est-à-dire, et pour des raisons diverses, éliminé de notre conscience, les images que, depuis l'enfance, nous nous sommes forgées de nos proches, etc. Cet aspect de l'inconscient correspond, à peu près, à l'inconscient défini par Freud. Toutefois pour Jung, si le refoulement a toute son importance il « *n'est pas le seul mécanisme intrapsychique à l'œuvre*[1] ».

L'inconscient collectif et les archétypes

Après avoir avancé la thèse de l'inceste psychique et des contenus mythologiques qui résident dans l'inconscient et produisent un certain type d'images qu'il appela au début « images primordiales », Jung, quelques années plus tard, précise la nature de ces contenus, en introduisant la notion d'archétype.

Selon Jung, l'être humain « *apporte en naissant des systèmes organisés spécifiquement humains et prêts à fonctionner qu'il doit aux millions d'années de l'évolution humaine*[2] ». C'est cette couche profonde et primitive de l'inconscient qu'il appelle l'inconscient collectif. Elle est enracinée dans le corps et correspond à la sphère instinctive, c'est-à-dire la plus

---

1. C.G. Jung, *Dialectique du moi et de l'inconscient*, Gallimard, 1986, p. 24.
2. C.G. Jung, *Psychologie et éducation*, Buchet/Chastel, 1996, p. 230.

archaïque de l'individu. À ce qui, depuis toujours, a fait que l'homme est homme. Elle conserve en elle la mémoire ancestrale de son évolution.

L'inconscient collectif ne contient rien à proprement parler. Il est seulement constitué de « possibilités » de représentations. Ce sont des sortes de « matrices » *virtuelles* pouvant donner naissance à des comportements, des images, des idées, des émotions, etc., toutes sortes d'expressions qui se reconnaissent à leur intensité très particulière.

Jung appelle ces matrices des *archétypes*. Ce sont des structures correspondant aux schèmes de comportement liés aux instincts. Ils permettent d'agir ou de réagir de façon instinctivement adaptée, dans toute situation de danger par exemple, qu'elle soit externe ou interne. Les archétypes sont des « organisateurs » de l'inconscient. Ils correspondent aux différentes phases de l'évolution humaine et créent du sens.

L'archétype en soi est une forme vide, seules nous sont perceptibles les productions auxquelles, dans certaines circonstances, il donne naissance. Ce sont les *représentations* ou les *images archétypiques*. Ces productions archétypiques se représentent sous forme de « motifs » que l'on trouve dans les mythes, les contes, les œuvres artistiques tout comme dans les rêves de chacun ou les délires des psychotiques. Comme exemples d'archétypes on peut citer la Grande Mère, le Vieux Sage, le Héros, l'Androgyne, l'Enfant Éternel, Dieu, etc.

Ces images sont *impersonnelles* car elles n'ont aucun rapport avec notre vie personnelle, et *universelles* parce que de tels motifs se rencontrent partout dans le monde et à toutes les époques. Tout en ayant la même signification de fond, ils se déclinent à l'infini en fonction du lieu, de la culture ou de l'époque où ils apparaissent.

Le Héros, par exemple, tout en ayant les mêmes caractéristiques, ne se représente pas de la même manière aujourd'hui qu'il le faisait au début du XXe siècle, au Moyen Âge ou dans l'Antiquité. James Bond ou le champion de football sacré demi-dieu par la foule, Perceval ou le preux chevalier partant pour Jérusalem au temps des croisades et Ulysse qui par sa ruse sait éviter toutes les embûches sont des « représentations » du même archétype à différents moments de l'Histoire.

Ils ne se représentent pas non plus de la même manière en Amérique, en Europe, en Afrique ou dans les pays asiatiques. Entre la Trinité chrétienne : le Père, le Fils et le Saint-Esprit, représentation typiquement occidentale, et le trimurti hindou, Brahma, Vishnou et Shiva, il s'agit là encore du même motif : le dieu unique sous ses trois différents aspects. Mais chacune des cultures l'a décliné de façon spécifique et il a pénétré l'une et l'autre en fécondant l'imaginaire collectif et en le structurant de manières très différentes.

Les représentations archétypiques peuvent venir suppléer au manque et jouer comme structures de compensation dans les cas de graves déficits personnels en permettant de restructurer la psyché à partir d'un niveau collectif et non plus personnel.

> La mère d'Emmanuelle est décédée à sa naissance. Elle
> ne l'a jamais connue. En revanche, depuis son enfance,
> Emmanuelle a développé une véritable passion pour la
> Vierge Marie qu'elle vénère et vers laquelle elle se tourne
> chaque fois qu'elle a besoin d'un conseil, d'un réconfort.
> Pour elle c'est sa survie, c'est ce qu'elle a trouvé pour
> combler la place laissée vacante par celle qu'elle n'a
> jamais connue et le vide immense qu'elle a ressenti
> depuis toujours.

À défaut de mère personnelle, Emmanuelle a donc fait appel
à une mère « archétypique » qui sur un plan symbolique
joue pour elle le même rôle et fait office de fonction maternelle, en lui apportant le réconfort dont elle a besoin.

Tant qu'ils ne sont pas reconnus par le conscient et clairement différenciés, les archétypes se contaminent les uns les
autres et sont projetés à l'extérieur de manière caricaturale
et abrupte. C'est ainsi par exemple que naissent les
« idoles » en tout genre qui sont la projection d'images
archétypiques indifférenciées comme celles tout à la fois de
Dieu et du Père.

Ce n'est certes pas un hasard si la chanteuse Louise Veronica
Ciccione, plus connue sous le nom de Madonna, a choisi ce
nom de scène. En effet, à travers un tel nom, où le profane et
le sacré sont habilement intriqués, Madonna a d'évidence
cherché à susciter l'engouement d'un certain public. Un
public pour lequel « mère » dans le sens de « maman »,
divinité maternelle et Mère de Dieu se superposent et se
confondent, créant ainsi un effet de fascination extrême.
Mais probablement aussi parce qu'elle-même s'identifie à
un tel modèle indifférencié, ce qui semble confirmé par le

fait qu'elle a appelé sa propre fille Lourdes, lieu d'apparition de la Vierge, et l'un des plus grands pèlerinages catholiques.

Par ailleurs, toute figure archétypique a toujours deux pôles, l'un positif, l'autre négatif : sa face lumineuse et sa face sombre. Ainsi en est-il, par exemple, du héros « sauveur » et du héros « destructeur », des bonnes fées et des méchantes sorcières dans les contes, des dieux et des mauvais génies, etc.

Faire émerger de nouvelles possibilités

Les contenus issus de l'inconscient collectif, quant à eux, et ce souvent à des moments charnières de l'existence, font émerger en nous des possibilités nouvelles encore inconnues de nous. Ils peuvent aussi donner une densité autre et un sens différent et plus profond aux contenus de l'inconscient personnel. Cette dimension peut expliquer pourquoi il est parfois si difficile de comprendre que nous nous trouvions dans certaines situations et totalement impuissants à en sortir. Quelque chose d'important dont nous ne percevons pas encore le sens, qui nous échappe entièrement, se déroule malgré nous.

Laure est dans une relation extrêmement intense et dans une grande dépendance vis-à-vis de sa psychanalyste, dépassant de beaucoup le simple attachement à la mère, déjà longuement analysé. Un jour, Laure écrit une lettre à sa psychanalyste, dont le cabinet se trouve rue de Rennes. Cependant, Laure orthographie, sans s'en rendre compte, « rue de Reine ». Voyant cela, sa psychanalyste comprend alors que, derrière cet attachement si intense

> que la patiente nourrit à son égard, un archétype est à
> l'œuvre, qui irradie leur relation de sa puissance et lui
> donne cet arrière-goût de sacré.

La défaillance maternelle dont a été victime Laure a laissé en elle un vide psychique immense. Ce vide n'a pu être comblé qu'à travers le transfert archétypique dont elle avait besoin. C'est-à-dire en prêtant à son analyste ce qui émerge en elle mais qu'elle ignore encore, et en faisant d'elle une mère merveilleuse et toute-puissante, une reine, qui va la réenfanter psychiquement.

Ce qu'elle demande ainsi à son analyste de porter et d'incarner pour elle est une extraordinaire énergie, qui à la fois lui appartient en propre et la dépasse totalement. Une fois que Laure aura pris conscience de cette nouvelle énergie, elle devra parvenir à se la réapproprier, du moins en partie, afin de l'utiliser pour son propre compte, et non plus pour diviniser sa psychanalyste.

Il s'agit généralement là de moments charnières très intenses et délicats, et cette réappropriation n'est malheureusement pas toujours possible. Car cette puissante énergie est une sorte d'énergie atomique. Elle peut s'avérer aussi salvatrice que destructrice selon l'orientation qu'elle va prendre ou l'usage que l'on va pouvoir en faire.

C'est à l'occasion de tels moments de transition, qui sont des étapes organisatrices et structurantes du développement psychique, que peuvent se produire des « conversions » de tout ordre. Que ce soit au niveau du corps, à travers le déclenchement d'une maladie grave par exemple qui va nécessairement changer quelque chose à notre mode de vie, ou d'un point de vue spirituel, qu'il soit philosophique, religieux ou autre, qui peut, là encore, changer toute l'orientation d'une vie.

Une plongée dans les profondeurs et la complexité

L'important dans l'analyse jungienne n'est donc pas de traquer ce que nous aurions pu refouler de nos désirs infantiles car, nous venons de le voir, ce que l'on serait tenté d'appeler « infantile » est parfois d'une nature bien autre que ce qui nous vient de l'enfance. Il s'agira plutôt de repérer ce qui, en nous, n'est pas encore né ou n'a pu encore s'extraire et se différencier de « l'inconscience originelle ».

Ce n'est donc ni le passé ni sa remémorisation qui vont primer dans l'analyse jungienne. Jung avait l'habitude de dire que seuls les morts pouvaient être expliqués en termes de passé et que la vie n'était pas seulement faite d'hier mais qu'il fallait y ajouter aujourd'hui et demain… Aussi s'agit-il davantage de se confronter au présent et de développer notre potentiel et le « devenir » de notre personnalité. Le devenir de celui ou de celle qui sommeille en chacun de nous et qui ne pourra advenir que par une lente descente à l'intérieur de soi, dans les couches les plus profondes de l'inconscient où sont cachés les trésors inexplorés et encore inexploités de chacun.

Il est toutefois important de préciser que l'inconscient collectif n'est ni un inconscient groupal ni un inconscient ethnique, ni, comme certains se l'imaginent, un réservoir d'images dont nous aurions « hérité ». Certes, nous dit

Jung, il contient la mémoire humaine des origines qui nous met en relation avec l'expérience des hommes depuis les débuts de l'humanité. Mais cela, seulement *virtuellement*.

Et de la même manière que lorsque nous nous trouvons devant un écran d'ordinateur un « clic » à l'endroit adéquat est nécessaire pour qu'apparaisse, c'est-à-dire puisse « se représenter », une image ou une émotion de nature archétypique. Sans cela, elle restera à tout jamais à l'état de virtualité, « endormie » et absente de notre « écran », c'est-à-dire hors de notre conscience et sans que celle-ci puisse jamais la capter.

Ce « clic » peut être une rencontre, un choc, un événement particulier de la vie permettant la manifestation soudaine de ces représentations qui peuvent aussi bien être d'ordre émotionnel, somatique, pictural, onirique ou autre. Car pour parvenir à notre conscience et nous être accessible, un archétype a besoin d'un support dans la réalité. Il a besoin tout d'abord de pouvoir se figurer et de s'incarner, que ce soit dans un événement ou dans une personne. C'est ce qu'a fait Laure dans son transfert avec son analyste, mais savourons, au titre d'un autre exemple, la très belle description que Fernando Pessoa fait de sa rencontre avec une femme :

> « Je tombais amoureux d'elle dès que je la vis. Je perdis mon âme pour elle dès que je lui parlai. Ses yeux tel un feu sur mon trouble plongèrent leur flamme jusqu'au plus profond de *l'inéveillé de mon être*[1]. »

---

1. F. Pessoa, *Le Pèlerin*, La Différence, 2010.

Car c'est bien cela la rencontre avec un archétype, une rencontre qui nous plonge soudain jusqu'à « l'inéveillé » de notre être. Une rencontre qui, dans l'embrasement, l'engouement ou la terreur, suscite soudain l'animation de ces représentations éternelles issues du monde des archétypes ; ce que Jung appelle l'inconscient collectif.

Chapitre 4

Le rêve : une réalité intérieure

Comme toute plante produit des fleurs, la psyché crée des symboles.
Tout rêve témoigne de ce processus[1]

Une voie royale

Pour Jung comme pour Freud, le rêve est la « voie royale » permettant l'accès à l'inconscient. Toutefois, l'un et l'autre ont un point de vue très différent sur la manière de le comprendre et de l'interpréter ; c'est là l'une des plus importantes divergences entre les deux théories.

Si Freud a eu le mérite et l'audace, à son époque, de porter à un niveau scientifique ce qui jusque-là était considéré par la science comme très peu digne d'intérêt, la manière dont il traite le rêve semble cependant trop réductrice aux yeux de Jung.

En effet, Freud considère le rêve comme la réalisation d'un désir interdit qui est, de ce fait, refoulé dans l'inconscient. Il en déduit que lorsque ce désir censuré refait surface au conscient, il apparaît de manière détournée. Freud prête alors au rêve l'*intention* de vouloir en cacher le contenu véritable.

---

1. C.G. Jung, *L'homme et ses symboles*, Robert Laffont, 1964, p. 64.

Jung conteste cette approche du rêve qu'il considère à la fois anthropomorphique et trop réductrice. Elle ne correspond ni à son idée d'inconscient ni à ses propres observations cliniques. Car nous l'avons vu, pour lui l'inconscient se situe à « un autre degré de complexité ».

À l'encontre de Freud, Jung affirme que le rêve « *représente la réalité intérieure telle qu'elle est et non pas telle que je la suppose ou la désire*[1] ». Non seulement le rêve ne cherche pas à nous tromper, mais de plus, il constitue un phénomène imaginatif, un « *produit de l'activité imaginative de l'inconscient*[2] » en faisant émerger des images nouvelles qui, même si nous n'en percevons pas d'emblée le sens, ne cherchent en rien à cacher, mais au contraire à *dévoiler* ce qui nous est encore totalement inconnu. C'est la raison pour laquelle Jung s'est opposé à la « libre » association – dire tout ce qui passe par l'esprit – telle que le proposait Freud pour comprendre le rêve, car il voulait cerner le rêve « en lui-même » – c'est-à-dire regarder les images du rêve comme une réalité inconnue de la conscience.

De même, il fut conduit très tôt à supposer que les rêves pouvaient contenir des messages autres que des symboles sexuels. Il cite comme exemple un homme qui rêverait qu'il introduit une clé dans une serrure, ou qui manie un lourd bâton, ou encore qui enfonce une porte avec un lourd bélier, chacun de ces symboles pouvant être considéré comme un symbole sexuel. Cependant il conclut :

---

1. C.G. Jung, *L'homme à la découverte de son âme*, Paris, Albin Michel, 1989, p. 250-51.
2. C.G. Jung, *Les types psychologiques,* Georg, 1968, p. 433.

« *Mais le fait que l'inconscient ait choisi l'une de ces trois images plutôt que les deux autres a aussi une très grande importance et implique une intention. Le problème réel est de comprendre pourquoi la clef a été préférée au bâton ou le bâton au bélier. Et quelquefois on est ainsi amené à découvrir que ce n'était pas du tout l'acte sexuel qui était ainsi désigné mais une tout autre situation psychologique[1].* »

L'activité compensatrice du rêve

Le conscient et l'inconscient ne sont pas envisageables indépendamment l'un de l'autre. Ils sont toujours à considérer dans un rapport de réciprocité. Ainsi, pour Jung, ce qui s'exprime à travers les rêves a, entre autres, pour fonction de venir « compenser » l'attitude consciente. En ce sens cela implique que le rêve puisse éventuellement être la réalisation d'un désir refoulé comme le postule Freud, mais ce que propose Jung a une tout autre portée, car il envisage ce phénomène essentiellement dans un sens dynamique, c'est-à-dire comme une « autorégulation » naturelle du psychisme. De sorte que, pour lui, c'est moins la cause du rêve qui importe que son but, moins ce qu'il veut dire que ce qu'il veut de nous à ce moment précis.

Ainsi, à une attitude consciente qui demande trop aux capacités réelles du moi, car trop orientée dans une seule direction, correspondra une attitude inconsciente « compensatrice ». Elle viendra naturellement réguler le déséquilibre énergétique ainsi créé, en mettant l'accent sur

---

1. C.G. Jung, *L'homme et ses symboles, op. cit.*, p. 29.

la nécessité de changer quelque chose à notre attitude consciente du moment.

> Daniel arrive dans le cabinet de sa psychanalyste pour une première séance, après avoir mené une longue analyse avec un précédent praticien, qui n'est plus en activité mais qu'il considère comme un « grand psychanalyste ». Il décide d'entreprendre une nouvelle thérapie parce que malgré ses nombreuses années d'analyse il ressent toujours un grand malaise, autant dans sa vie privée que dans son milieu professionnel.
>
> Il est en proie à de nombreux rêves très angoissants, tous plus ou moins semblables. Soit il se trouve dans un avion qui atterrit en catastrophe et dont, de justesse, il ressort indemne, soit il est en haut de l'Everest ou d'une montagne quelconque et glisse dangereusement vers le bas, soit encore il reste bloqué sur un nuage d'où il ne sait comment redescendre et risque à tout moment de tomber en se penchant pour regarder vers le bas… Pourquoi de tels rêves récurrents ? Que viennent-ils compenser ?
>
> Daniel révèle alors à sa nouvelle analyste que, depuis la fin de sa précédente thérapie, il caresse l'idée, suggérée d'ailleurs par son précédent analyste, de quitter le poste qu'il occupe actuellement en tant que fonctionnaire dans un organisme international, pour devenir psychanalyste à son tour, sans parvenir à franchir le pas. Daniel pense à cette reconversion depuis longtemps… Pourtant, la situation stagne. Son malaise est devenu de plus en plus grand, au point d'être à présent insupportable surtout depuis qu'il est en proie à ce genre de rêves.
>
> Lorsque sa nouvelle analyste avait demandé à Daniel quels étaient les honoraires de son précédent thérapeute, elle avait été stupéfaite d'entendre une somme qui était plus du double de ce qu'elle demandait habituellement. Troublée et perplexe, elle avait alors fixé un prix

de séance qui, tout en étant légèrement supérieur à sa tranche de tarifs, afin que Daniel n'ait pas l'impression de faire un travail « au rabais » avec elle, était cependant très loin du prix de ce « grand psychanalyste ».

Du fait de l'inflation de son précédent analyste qui se considérait lui-même comme un « grand psychanalyste », cet homme était lui aussi en inflation, c'est-à-dire dans une position à la fois imaginaire et trop haute qui ne correspondait pas à sa situation intérieure. Il était « à côté » ou plutôt « au-dessus » de lui, pris à la fois dans un conflit de fidélité vis-à-vis de son précédent analyste qui lui avait dit qu'il devait devenir analyste, et un désir d'identification avec lui : le devenir oui, mais « comme lui ». Il lui fallait donc redescendre de ces « hauteurs » sur lesquelles il avait été propulsé malgré lui, redescendre sur terre, dans sa propre réalité. Mais on voit dans les images de ses rêves combien cela lui était difficile car à chaque tentative il était mis en danger. Cela en rendait la nécessité d'autant plus grande.

Au bout de quelques mois, Daniel a compris ce qui se passait et a pu, enfin, abandonner l'idée illusoire de devenir psychanalyste pour se consacrer plus sérieusement à son propre métier où il excellait, et à sa famille dans laquelle, depuis de nombreuses années, il n'était encore jamais parvenu à prendre sa juste place et à s'impliquer autant en tant qu'époux qu'en tant que père.

Le symbole

Un symbole est la forme que prend un archétype pour se représenter. C'est l'expression de ce qui est encore inconnu

et incompréhensible et dépasse toute interprétation conce-
vable. L'expression de ce qui est encore *indicible*. Ceci est la
raison pour laquelle les symboles ne peuvent faire l'objet
d'aucune interprétation *a priori* et que tout dictionnaire des
symboles est en soi un contresens. Un symbole ne demeure
vivant que tant qu'il est « *gros de signification*[1] ». S'il en vient
à désigner quelque chose de connu, il est mort et ce n'est
alors plus un symbole mais un signe.

Il s'agit là d'un aspect fondamental de l'attitude jungienne
face à l'image et donc plus particulièrement au rêve. Celle
d'accepter de ne pas savoir et de ne pas comprendre, c'est-à-
dire de ne pas « réduire » ce qui émerge de l'inconscient à
du « déjà connu », de n'y « plaquer » aucune sorte d'interprétation. Ceci, afin de garder en soi l'émotion qui naît de
cette production originale de l'inconscient et de la
« porter », comme on dit d'une femme enceinte qu'elle
« porte » un enfant, en acceptant d'attendre que mature ce
que cette émotion cherche à faire naître *en* nous et *de* nous.

> Philippe rêve qu'il est sur une digue où il a le vertige. D'un
> côté se trouve la mer déchaînée, de l'autre son village
> natal, calme, paisible où il voit un enfant qui avance dans
> sa direction, ce qui le trouble et l'émeut.
>
> Philippe se trouve à un tournant professionnel difficile à
> prendre. En effet, il hésite à démissionner de son travail
> actuel car il craint de quitter la vie trépidante qu'il mène
> et qui, à la fois, l'excite énormément, mais aussi l'épuise
> et met sa santé en danger. Le rêve montre qu'il doit
> redescendre de la position de déséquilibre dangereuse

---

1. C.G. Jung, *Les types psychologiques, op. cit.*, p. 469.

> dans laquelle il se trouve. D'un côté la mer en furie et les grands horizons s'ouvrent à lui, de l'autre l'intimité et le calme de son village natal l'invitent à se poser.

La tentation serait grande d'interpréter ce village natal et ce jeune enfant, âgé de cinq ans – c'est-à-dire le nombre exact d'années d'analyse qu'il a faites –, comme un retour au passé, un retour au sein maternel, donc à un désir de type incestueux. Toutefois il n'en est rien. C'est au contraire de ce côté que Philippe doit retourner, vers une vie plus calme, plus protégée, plus simple aussi, où l'attend cet enfant. Mais cet enfant n'est pas l'enfant œdipien qui ne peut quitter la mère. C'est au contraire un « devenir » qui est né de l'analyse. Un devenir qu'il doit porter jusqu'à maturation, ce qui ne pourra se faire que dans ce village natal, c'est-à-dire dans plus de calme, de simplicité, d'intimité, d'introversion. Une autre manière de vivre se présente ainsi à Philippe.

Dans une telle optique, le rêve peut ainsi parfois prendre une fonction prospective, c'est-à-dire dirigée vers un but. La fonction prospective du rêve se présente comme une anticipation par l'inconscient de l'activité consciente future du sujet, et son contenu symbolique peut, à l'occasion, contenir la solution d'un conflit[1].

Toutefois même si pour Jung cette fonction prospective constitue un des aspects importants du rêve, il met cependant en garde contre la tentation qu'il y aurait à vouloir la surestimer et à y voir trop vite une mystérieuse connais-

---

1. *Ibid.*, p. 213.

sance de l'inconscient douée d'une sagesse supérieure, comme cela se faisait dans l'Antiquité par exemple ou comme si le rêve venait d'un « autre monde ».

Chapitre 5

Laisser advenir

Pratique le non-agir
Tout restera dans l'ordre[1]

L'image

Pour nommer l'image, Jung n'emploie aucun des trois mots utilisés par Freud en allemand[2]. Le terme *Anschauung* qui est le sien a un sens bien spécifique et intraduisible dans la langue française. Toutefois, pour bien comprendre Jung et son rapport à l'image, c'est-à-dire aux contenus de l'inconscient, il est important d'en connaître le sens exact car il exprime à lui seul sa manière très particulière d'entrer en relation avec l'inconscient.

---

1. Lao-tseu, *Tao tö king*, Gallimard, 1971.
2. Selon J. Natanson (« Freud et les images » *in Imaginaire & Inconscient*, 2002/1, n° 5) Freud utilise les trois vocables : *Bild* (image), *Darstellung* (figuration) et *Vorstellung* (représentation). La notion de *Vorstellung* – du verbe *vor-stellen* – poser devant – met l'accent sur l'action du sujet qui pose l'objet imaginaire devant lui. L'expression utilisée par Jung implique un tout autre rapport du sujet et de l'objet.

Ce terme vient du verbe *anschauen* qui signifie « regarder attentivement » de façon à « concevoir » une idée de ce que l'on regarde. C'est-à-dire que ce que l'on regarde de cette manière doit nous « engrosser », nous féconder, faire naître en nous quelque chose.

De là, cette idée chère à Jung que les images issues de l'inconscient, celles des rêves, des fantasmes ou des visions, non seulement ne nous trompent pas, mais nous fécondent d'un sens symbolique qui demande à être « accueilli » dans sa plus simple expression, entièrement et seulement pour ce qu'il est.

Cette attitude, nous l'avons vu, est à l'opposé de celle de Freud pour qui il importe davantage d'« interpréter » les images que de les accueillir telles qu'elles sont, sans leur prêter une « intention » cachée. Jung pour sa part invite le moi à abdiquer, à accepter de ne pas diriger, tout en restant cependant entièrement présent et dans une écoute attentive de ce qui se présente, en étant aussi ouvert à l'émotion que les images suscitent en nous.

Dialoguer avec l'inconscient

L'expérience de Jung

C'est après sa rupture avec Freud en 1913, dans la dépression et la souffrance, que Jung a véritablement appris à être à l'écoute de son inconscient. Qu'il a commencé à entrer en contact avec ce qui était au plus profond de lui, et qui, bien qu'inconnu, demandait pourtant à vivre en ces temps de grandes perturbations tant intérieures qu'extérieures. À un moment où se préparait la Première Guerre mondiale et où le monde était entré dans le plus grand désordre.

À partir de là et durant de nombreuses années, Jung vécut aux prises avec un flot d'images qui le submergeaient. Il sut en tirer parti en instaurant un dialogue intense avec elles. Et c'est de la confrontation et de ce dialogue avec les images de l'inconscient que naîtront tous ses grands concepts. C'est-à-dire, là encore, de sa propre expérience. Son *Livre Rouge*[1], recueil des rêves, fantasmes et visions qu'il eut entre 1914 et 1930, en est un témoignage touchant, de même que le chapitre « Confrontation avec l'inconscient » qu'il consacre à cette période dans ses mémoires[2].

L'imagination active

L'imagination active est ce qui permet d'entrer en communication et en discussion avec les contenus opposés au conscient qui viennent contrarier notre action consciente. Voici ce que Jung dit dans ses mémoires de ce moment capital dans sa vie où il « découvrit » la méthode :

> « Ce fut au temps de l'Avent 1913 que je me décidai à entreprendre le pas décisif – le 12 décembre. J'étais assis à mon bureau, pesai une fois encore les craintes que j'éprouvais puis je me laissai tomber.

1. C.G. Jung, *Le Livre Rouge*, La Compagnie du Livre Rouge, à paraître 2011.
2. C.G. Jung, *Ma vie. Souvenirs, rêves et pensées, op. cit.*, VI, p. 198-232.

Ce fut alors comme si, au sens propre, le sol cédait sous moi et comme si j'étais précipité dans une profondeur obscure. Je ne pus me défendre d'un sentiment de panique... J'étais dans une obscurité presque totale...

Devant moi était l'entrée d'une caverne obscure, un nain s'y tenait debout... Je dus me glisser tout contre lui pour passer par l'entrée étroite et je pataugeai dans une eau glacée jusqu'aux genoux pour aller vers l'autre bout de la caverne.

Sur un rocher, un cristal rouge scintillait. Je me saisis de la pierre et découvris que dessous il y avait un espace vide. Je ne pus tout d'abord rien y discerner. Mais finalement j'aperçus, dans les profondeurs, de l'eau qui coulait.

Un cadavre passa, entraîné par le courant, c'était un adolescent blond blessé à la tête. Il fut suivi d'un énorme scarabée noir, et alors apparut surgissant du fond des eaux un soleil rouge naissant.

Aveuglé par la lumière, je voulus replacer la pierre sur l'orifice. Mais à ce moment-là un liquide fit pression pour passer à travers la brèche.

C'était du sang, un jet épais jaillit sur moi et j'en ressentis une nausée... Le jet de sang dura un temps d'une longueur intolérable. À la fin, il tarit, ce qui mit un terme à cette vision. »

Sans qu'il le sache encore ou qu'il la nomme ainsi, ce fut la première imagination active que Jung fit. Et comme on le voit aisément avec ce récit, il ne s'agit pas d'un jeu mais, au contraire, de quelque chose de très sérieux qui aborde des questions fondamentales et existentielles. Qui pose à la fois la question de l'inconscient et de la manière dont on peut « en pratique » s'y confronter. Mais qui pose avant tout la « question du sens ».

Le but de l'imagination active est donc d'entrer en contact avec l'inconscient afin qu'il puisse s'exprimer et vienne fertiliser notre conscient. Entrer en contact avec l'inconscient, cela signifie lui donner librement la parole et permettre l'union des contenus conscients et inconscients, c'est-à-dire permettre « l'union des opposés » que, selon Jung, le « devenir conscient » exige.

Il ne s'agit donc en aucune manière de « produire » des images ni d'une recherche intellectuelle ou esthétique. Mais davantage de comprendre et entendre ce que ces images nous demandent pour « *le réaliser dans la vie... car c'est cela que l'on néglige le plus souvent*[1] », dit Jung. Nous avons donc une « responsabilité éthique » vis-à-vis des images qui nous forcent à changer « dans notre vie réelle » dans le but de nous conduire vers une situation nouvelle jusque-là totalement inconnue de notre conscience. Si nous manquons à cette responsabilité, cela sollicite les effets négatifs et destructeurs de l'inconscient mais en même temps aussi « *prive l'existence de sa totalité*[2] ».

Car la « totalité », c'est-à-dire l'union du conscient et de l'inconscient, conduit nécessairement à une situation nouvelle, à un « troisième terme » qui transforme notre regard sur la vie, et notre relation au monde. Qui lui donne du sens.

Six jours après cette première imagination qui s'imposa à lui, Jung eut un rêve déterminant : le rêve de Siegfried.

---

1. *Ibid.*, p. 224.
2. *Ibid.*

> Armé de fusils et caché en embuscade avec un compa-
> gnon à la peau foncée, au lever du jour, Jung tue un ado-
> lescent blond qui arrive resplendissant et triomphant en
> dévalant la pente à toute allure dans un char fait d'osse-
> ments. Il est plein de remords et de culpabilité d'avoir tué
> quelque chose d'aussi grand et d'aussi beau et se
> demande comment il pourrait effacer les traces d'un tel
> crime, quand une pluie abondante survient et fait dispa-
> raître les traces du meurtre. Il se sent alors soulagé.

Ce rêve le réveilla et il ne comprit pas ce qu'il voulait dire.
Il voulut alors se rendormir mais une voix se fit entendre
qui lui dit : « Il te faut comprendre le rêve et tout de
suite. » Jung n'en avait pas très envie et allait resombrer
dans le sommeil, quand soudain la voix dit à nouveau : « Si
tu ne comprends pas le rêve, tu dois te tirer une balle dans la
tête. »

Comme Jung avait un revolver chargé près de son lit, il prit
peur. Il commença alors à réfléchir sérieusement au rêve et,
petit à petit, son sens lui apparut. Ces différents moments
s'imposèrent à Jung et l'obligèrent, malgré ses fortes réti-
cences, à se confronter à ce qui émergeait ainsi de son
inconscient avec tant de force. Cette voix qui l'empêche de
se rendormir et lui ordonne de faire quelque chose vient
contrecarrer son désir conscient tout en lui signifiant qu'il
s'agit là d'une question de vie ou de mort.

Il fut alors mis devant l'obligation de comprendre que
l'adolescent en question était Siegfried, un personnage
important de la mythologie allemande, et qu'il correspondait au désir d'imposer héroïquement sa propre volonté.
Comme il l'avait fait lui-même jusque-là autant dans son

milieu professionnel que dans son environnement familial et amical.

Il comprit que désormais cette attitude ne lui correspondait plus puisqu'il fallait que Siegfried meure. C'est bien ce qui lui était apparu quelques jours auparavant dans son imagination où il avait vu passer le cadavre d'un adolescent blond. Et c'est bien ce qui se disait avec plus de précision encore dans son rêve où il en organisait lui-même « sciemment » le meurtre. Un message fort de son inconscient. Et un message qui prenait tout son sens pour Jung à ce moment précis de sa vie.

Mais que faire d'un tel message ? Le considérer comme une simple image et continuer à vivre comme si cela n'était que pure chimère ? Quelle conclusion en tirer qui permettrait de donner une autre direction, un autre sens à sa vie ?

Jung considéra qu'il fallait prendre très au sérieux un tel message et il chercha à en tirer les leçons qui s'imposaient. Ce fut là un tournant décisif dans sa vie. Il en conclut qu'il lui fallait vraiment « tuer le jeune héros », c'est-à-dire qu'il lui fallait sciemment et en pratique renoncer à cette attitude qui fait que le moi est tout-puissant et décide de tout sans égard pour ce qui l'entoure. Que le moi est ignorant de ce qui se dit à l'intérieur de la psyché qui vient contrarier et s'opposer à ses projets conscients. Sans égard pour l'autre partie de lui-même, qui demeure inconsciente et ignorée.

Jung avait trente-huit ans. À partir de là, mettant en pratique ce que son inconscient exigeait de lui, il démissionna de l'université où il avait un poste important, de la présidence de l'Association internationale de psychanalyse et de la rédaction du *Jarhbuch*. Puis il quitta l'hôpital dont il était le chef de clinique pour se consacrer désormais et uniquement à ses travaux et à ses recherches sur les processus inconscients.

Nous l'avons vu, Jung estime que nous avons une responsabilité éthique envers les images de l'inconscient. Pour cette raison, il est donc de la plus grande importance d'en trouver le sens et de réaliser, c'est-à-dire de « rendre réel », ce qui demande à vivre au plus profond de soi, afin de ne pas demeurer des « fragments » d'être.

C'est à partir de ce moment que l'œuvre de Jung commença véritablement, et ses recherches sur les processus inconscients durèrent jusqu'à sa mort en 1961, à l'âge de quatre-vingt-six ans.

Un auxiliaire thérapeutique

Si elle n'est certes pas à mettre entre toutes les mains, la méthode constitue par contre un excellent auxiliaire pour le psychothérapeute qui peut s'en servir pour aider son patient à surmonter certains contenus inconscients récurrents de types phobiques ou obsessionnels par exemple.

> Émilie était une jeune femme qui depuis très longtemps avait des rêves récurrents d'araignées : des grosses, des petites, des velues, des monstrueuses, etc. Elle souffrait par ailleurs également d'une véritable phobie des araignées qui l'angoissait dès qu'elle en apercevait une. Et comme elle habitait une maison qui donnait sur un jardin, il y en avait bien sûr fréquemment autour d'elle. Autant dans ses rêves que dans la réalité, à chaque fois qu'une de ces petites bêtes apparaissait, elle l'écrasait

violemment avec un mélange d'effroi et de jubilation. Ce comportement avait jusque-là résisté à toutes les interprétations.

Un jour où, pour la énième fois, Émilie racontait un rêve où il était question d'une araignée qui était dans sa cuisine sur le rebord de l'évier et qu'elle s'apprêtait à nouveau à écraser frénétiquement, sa thérapeute l'interrompit et lui dit : « Non, ne l'écrasez pas, laissez-la poursuivre son chemin et demandez-lui pourquoi elle est là et où elle va. » Émilie fut interloquée par cette intervention inhabituelle. Toutefois, et non sans hésitation, elle accepta craintivement la proposition.

Alors l'araignée que, comme toujours, elle avait tout d'abord décrite grosse, velue et horrible devint une araignée aux proportions normales, plutôt fine et « sympathique » qui, s'adressant à elle, dit en poursuivant tranquillement son chemin vers la fenêtre : « Je vais dans le jardin tisser une toile pour emprisonner les pucerons qui empêchent tes roses de pousser. »

Elle fut surprise et totalement bouleversée par cette réponse qui s'imposa à elle, et se mit longuement à pleurer. Pour la première fois elle comprit vraiment que sa fixation phobique sur les araignées correspondait en fait à un refus de l'inconscient qui, pour elle, était assimilé à une mère négative et dangereuse. Refus qui, paradoxalement et par la même occasion, la gardait enfermée dans la prison maternelle comme une enfant terrorisée. Elle comprit aussi que ce refus la coupait d'un autre aspect de l'inconscient, positif et réparateur celui-là, qui œuvrait en silence pour qu'elle sorte de ses peurs infantiles, qu'elle grandisse et s'ouvre à la vie. Pour que ses roses puissent enfin fleurir.

Visualiser et se confronter

Cette manière de traiter l'image comme une réalité est une des particularités de Jung. Laisser monter de l'inconscient les images qui se présentent à la conscience tout en laissant le mental à l'arrière-plan, c'est-à-dire sans *a priori* et sans interprétation défensive. Il ne s'agit pas d'une rationalisation mais d'une simple visualisation.

Une fois en présence des images, Jung préconise de les « regarder attentivement » puis de s'y « confronter » comme il l'a fait lui-même tout au cours de sa vie et plus particulièrement dans sa période de dépression. Nous en retirons les trois verbes[1] qui articulent la manière dont la relation entre le conscient et l'inconscient est envisagée par Jung :

- laisser advenir (*Geschehenlassen*),
- considérer/engrosser (*Betrachten*),
- se confronter avec (*Sich auseinandersetzen*).

Il s'agit ainsi d'un véritable « dialogue » qui s'engage entre conscient et inconscient. Le même que l'on retrouve dans le travail du rêve et donc dans l'analyse jungienne.

Pour Jung, les images sont des substances actives qui viennent pour signifier au conscient quelque chose qui lui est encore inconnu et donner du sens à la situation du moment. Il s'agit donc moins d'une « prise » de conscience que d'un « advenir » au conscient. L'image en tant que forme que prend la libido en est le principe actif qui permet la transformation de la personnalité.

---

1. Voir à ce propos le livre d'É. Humbert, *Jung*, Hachette littératures, 2004.

Chapitre 6

Devenir conscient

Je suis avant tout médecin, psychothérapeute de profession ;
toutes mes constatations psychologiques sont le fruit des expériences
faites au cours du lourd labeur professionnel quotidien[1].

La manière dont Jung procède est avant tout expérimentale et ses concepts ne sont pas des entités abstraites et figées. Ils sont au contraire en évolution constante tout au long de son œuvre et il ne craint nullement de se contredire en y revenant au fur et à mesure que sa pensée progresse. Cette circularité est l'un des aspects qui rend si difficile d'accès cette pensée et contribue en grande partie à son rejet des milieux universitaires français.

La pensée de Jung est une pensée en mouvement nourrie de la vaste culture linguistique qui est la sienne depuis son plus jeune âge : allemand, français, anglais, latin, grec, sanscrit, etc. Nourrie aussi des parallèles et des afférences avec les différentes cultures et civilisations qu'il a côtoyées que ce soit de par sa position géographique d'origine – à la frontière – ou du fait de ses nombreux voyages en tant

---

1. C.G. Jung, *Les types psychologiques, op. cit.*, p. 3.

qu'anthropologue de l'inconscient chez les Indiens d'Amérique, au Maghreb, en Afrique noire, en Inde, etc.

Les idées qu'il énonce ne sont donc ni des dogmes ni des abstractions, car Jung s'appuie avant tout sur l'expérience. Toutes ses notions sont le fruit d'une longue observation auprès de ses patients ou, comme nous venons de le voir, de ce que lui-même a pu vivre et comprendre à certains moments clés de sa vie, au risque parfois de son équilibre personnel[1].

La relation entre le moi et l'inconscient

Nous l'avons vu, le conscient n'a pas pour unique fonction de rejeter ou de bannir dans l'inconscient ce qui ne lui convient pas. Il est là également – et pour Jung peut-être « surtout » – pour accueillir les contenus qui, du tréfonds de l'inconscient, viennent régulièrement frapper à sa porte, espérant y être accueillis et y trouver la juste place qui leur revient. Car « *il existe toujours une partie de notre personnalité encore inconsciente et en devenir*[2] ».

Ainsi, le rôle de la conscience est avant tout d'élargir son champ afin de développer la personnalité dans sa globalité, dans son « entièreté », dit Jung. Cela se fait en rendant conscients les contenus de l'inconscient qui, avant d'être reconnus comme nous appartenant, sont toujours d'abord « projetés » à l'extérieur, que ce soit sur une autre personne ou sur une situation.

---

1. À ce propos *cf.* C.G. Jung, *Le Livre Rouge, op. cit.*
2. C.G. Jung, *Sur les fondements de la psychologie analytique, Les conférences Tavistock*, Albin Michel, 2011, p. 35.

Depuis une quinzaine d'années qu'il travaille, Hervé se trouve toujours confronté à des supérieurs hiérarchiques qui, selon ses dires, ne le comprennent pas et le maltraitent, « tous des crétins », ajoute-t-il. Après un certain temps dans le nouveau poste qu'il occupe, c'est toujours le même scénario qui se met en place. Tout d'abord il est dans un rapport de séduction et de soumission avec son chef, puis petit à petit la relation se transforme et il devient opposant et agressif. Enfin, il entre dans une rivalité ouverte et c'est la guerre jusqu'au clash final où il quitte la société, de préférence en s'étant arrangé avant pour écraser son « dominateur ».

Hervé ne se rend compte ni qu'il s'agit du même scénario qui se répète à chaque fois, ni qu'il reproduit là, avec une fidélité confondante, le problème qu'il a eu avec son père au moment de son adolescence. Problème qui s'était terminé par une bagarre avec lui, après quoi il était parti.

En fait, comme à l'adolescence, Hervé manque toujours de confiance en lui. Pour cette raison il ne parvient pas à s'imposer autrement que par l'agressivité et la violence voire le mépris de l'autre. Et c'est ce qu'il accuse ses chefs de faire à son égard sans jamais se rendre compte qu'il s'agit là de son propre problème. C'est-à-dire qu'il projette sur ses « supérieurs » et leur fait jouer ce que lui-même n'arrive pas à reconnaître de son propre sentiment d'« infériorité ».

La reconnaissance et la réappropriation de ce que nous projetons à l'extérieur de nous, sur autrui et sur le monde, permettent à la fois de se connaître soi-même mais aussi de connaître l'autre et de se situer plus justement dans « notre » et dans « la » réalité. C'est l'un des buts premiers de l'analyse jungienne.

Le rôle de la conscience est important car elle est le partenaire privilégié de l'inconscient dans le dialogue qu'ils se doivent sans cesse d'entretenir l'un avec l'autre, tout d'abord pour des raisons d'hygiène, autant physique que mentale, mais aussi dans un but d'évolution personnelle. Il n'y a cependant pas de conscience sans sujet, c'est-à-dire sans un *moi* qui en est le centre. Un moi capable d'« évaluer » la situation et de se positionner dans ce dialogue qui prend souvent l'aspect d'une confrontation d'opposés dans le but de rétablir un meilleur équilibre des forces en présence.

Le moi n'est toutefois pas le centre de la « personnalité totale » qui, pour Jung, est à la fois consciente *et* inconsciente. Il n'est que le centre du champ de conscience, « *une parcelle de conscience qui flotte sur un océan de choses obscures*[1] ». Le centre de la personnalité globale est une instance « hypothétique » et « virtuelle » qui tient ensemble les opposés conscients et inconscients en même temps qu'il en permet la rencontre et l'union. Jung l'appelle le *Soi*.

Le moi et ses fantômes : les complexes

Pour rendre compte du fonctionnement du psychisme, Jung ne se réfère pas à une présupposée « normalité » dont serait idéalement exempt tout dysfonctionnement. C'est paradoxalement à partir de l'observation des malades mentaux qu'il envisage ce fonctionnement et en termes d'« équilibre énergétique » plutôt que de normalité.

À l'hôpital du Burghölzli où il fut interne puis médecin-chef pendant près de dix ans, Jung a testé une large palette

---

1. C.G. Jung, *Sur les fondements de la psychologie analytique, Les conférences Tavistock, op. cit.*, p. 34.

de personnes venant de tous les horizons : hommes, femmes, enfants, couples, familles, fratries, gens des villes et des campagnes, éduqués ou analphabètes. Grâce à son test d'associations de mots, prévu à l'origine pour les malades schizophrènes, mais qu'il va très vite appliquer aussi au tout-venant, y compris à ses proches, il s'aperçoit que la frontière entre le normal et le pathologique peut être bien fluctuante et que c'est davantage l'*intensité* de certains phénomènes psychiques naturels plutôt que leur présence qui fait la différence et permet le basculement.

S'inspirant des travaux de Janet avec lequel, nous l'avons vu, il a étudié à Paris, et de Morton Prince[1], il observe que la conscience a naturellement tendance à se dissocier sans pour autant que cela soit nécessairement anormal ou pathologique. Cette *dissociabilité* a lieu sous l'effet de contenus psychiques qui, suite à un choc émotionnel ou à un traumatisme, ont été rejetés dans l'inconscient, où ils mènent une existence *autonome* qui peut s'avérer plus ou moins perturbante pour le moi. Jung les appelle des « complexes affectifs ».

Ce sont eux qui, refaisant surface sous forme « personnifiée », sont à l'origine du délire du psychotique, des voix qu'il entend, des rois et des princesses qu'il rencontre au cours de ses promenades, des fantômes qu'il voit défiler dans sa chambre pendant la nuit. Mais, dit Jung,

---

1. Morton Prince (1854-1929) : psychiatre américain très intéressé par la psychologie française. L'un des fondateurs de la psychopathologie américaine. Il a étudié tout particulièrement les phénomènes dissociatifs et les troubles de personnalité multiple.

ces choses qui semblent absurdes « *existent en fait dans le cœur de tous les hommes. Ainsi ne découvrons-nous chez le malade mental rien de nouveau ni d'inconnu, mais le substrat de notre propre nature, la matrice des problèmes vitaux auxquels nous sommes tous confrontés*[1] ».

Quand il était enfant, Thomas vivait en alternance chez sa mère et chez son père. Ce dernier était un ingénieur qui ne tarissait pas d'explications rationnelles sur tout. Mais, certaines nuits, cet homme ne pouvait pas dormir car étrangement il pleurait et gémissait dans son lit. Il lui arrivait alors de réveiller son fils en l'appelant, pour qu'il vienne à son chevet.

Non seulement Thomas était terrorisé de voir son père dans un tel état mais, de plus, comme il ne comprenait pas ce qui se passait, il se sentait terriblement coupable car il pensait que si son père était ainsi c'était sa faute, qu'il n'avait pas fait quelque chose qu'il aurait dû faire. Il se sentait responsable de sa souffrance et s'imaginait devoir y remédier, ce qui, en même temps, le faisait se sentir totalement impuissant car il n'avait aucune idée de ce qu'il lui fallait faire pour y parvenir.

Thomas enseigne maintenant la biochimie à l'université. C'est un scientifique averti tout à fait compétent en la matière. Cependant, lorsqu'il doit donner ses cours, il lui arrive parfois d'être littéralement pris de panique, et ce, tout particulièrement lorsque ses étudiants sont des adultes qui sont là dans le cadre d'une reconversion professionnelle.

Dans ces moments, Thomas se met soudain à douter de lui, il est angoissé, se réveille en plein milieu de la nuit, parle trop vite pendant ses cours. Mais il a surtout l'impression qu'il lui incombe de gérer « toutes » les diffi-

---

1. C.G. Jung, *Psychogenèse des maladies mentales, op. cit.*, p. 220.

cultés que rencontrent ses étudiants et de remédier à « tous » leurs problèmes, ce qu'il ressent comme une tâche absolument insurmontable qui l'accable davantage encore.

Comme dans l'enfance, Thomas est dans ces moments « revisité » par la relation traumatique qu'il a eue avec son père. C'est son complexe père, ce complexe *autonome*, qui coupé de sa conscience se comporte, dans son inconscient, à la manière d'un électron libre. Quand soudain il refait surface, à certains moments clés, il vient perturber sa vie consciente en le remettant dans la même panique et la même impuissance que celles du petit garçon qu'il a été.

De même, on peut dire d'Hervé, dont nous avons cité l'exemple précédemment (voir page 63), qu'il est lui aussi régulièrement revisité et perturbé par son « complexe père ».

Les mêmes contenus habitent le schizophrène et le névrosé et perturbent leur psychisme. Mais alors que chez le premier la forte poussée des complexes crée un déséquilibre tel qu'il fait exploser le moi et disparaître son sentiment de cohésion, chez le second, le moi conserve le contrôle de la conscience, du moins en partie, à des degrés divers. « *Plus le champ de conscience d'un être est limité, plus ses contenus psychiques... lui apparaîtront... extérieurs à lui-même*[1]. »

Freud n'utilise le mot complexe qu'en référence au complexe d'Œdipe et à la castration, mais pour Jung « *tout événement affectif se mue en complexe*[2] » si bien que les

---

1. C.G. Jung, *Dialectique du moi et de l'inconcient*, *op. cit.*, p. 134.
2. *Ibid.*, p. 86.

complexes qui nous perturbent peuvent être multiples : paternel, maternel, fraternel, d'infériorité, de puissance, etc.

Chapitre 7

Notre équation personnelle

Il existe une équation personnelle en psychologie
comme en psychophysiologie[1]

Jung avait remarqué la place différente qu'occupait le monde extérieur chez les malades hystériques et les schizophrènes. Il entreprit alors de généraliser ses observations dans le but de permettre une meilleure compréhension des réactions et des attitudes des individus, d'une part, face à eux-mêmes, d'autre part, dans leur relation à autrui. Afin de mieux comprendre aussi les diverses formes de pensées, de croyances ou d'opinions qui peuvent exister sans que l'une prévale sur l'autre. C'est-à-dire qu'à côté des multiples différences individuelles, Jung établit des différences *typiques.*

Le désir de classer les êtres humains en fonction de leur type n'est certes pas une invention de Jung car depuis Hippocrate les tentatives pour ce faire n'ont pas manqué. Mais ce serait une erreur de considérer la typologie jungienne comme une sorte de caractérologie dont le but serait de classifier les êtres schématiquement, selon des catégories préé-

---

1. C.G. Jung, *Les types psychologiques, op. cit.*, p. 12.

tablies. La manière dont procède Jung, fidèle à lui-même, est avant tout « complexe », et ne cède aucunement à la simplification, même si c'est ce que l'on a parfois voulu faire de sa typologie dans certains milieux.

Chacun son type

Jung détermine deux types fondamentaux, qui vont influencer nos comportements et nos relations à autrui : l'introversion et l'extraversion.

Pour la personne extravertie, c'est le monde extérieur qui prime. Toute son énergie est dirigée vers celui-ci. De même, elle se nourrit de l'énergie qui émane de ses interactions avec autrui, les événements et le monde.

Pour la personne introvertie, en revanche, le monde intérieur est ce qu'il y a de plus important et ce qui la nourrit. Ce sont ses pensées, ses réflexions et ses émotions qui lui procurent l'énergie vitale dont elle a besoin, alors que son énergie alimente en retour son monde intérieur.

Lydia, qui vient de mettre au monde des jumeaux, s'étonne de leurs comportements si différents alors qu'ils sont en apparence si semblables. Paul, quand il a faim, manifeste bruyamment son exigence et son mécontentement en hurlant d'une voix de stentor qui traverse les murs de l'immeuble. Lorsque le biberon arrive, il s'y agrippe, le visage écarlate et se met à téter voracement, tout en dévorant sa mère des yeux.

Louis, en revanche, pleure plutôt discrètement sans autre forme de démonstration. Quand le biberon arrive, il se met lui aussi à téter avec un ravissement évident, mais ses yeux demeurent dans le vague. Il a sans conteste l'air de savourer intensément le liquide qui le pénètre, mais son regard semble davantage occupé à son intense plaisir intérieur qu'à fixer sa mère du regard.

Voici donc deux attitudes contrastées qui semblent être présentes dès la naissance. Deux attitudes *typiques* envers l'objet, envers l'autre, deux attitudes face aux événements et au monde extérieur.

S'adapter au milieu : les fonctions

En complément à ces deux orientations du conscient, Jung observe que chacun a également une manière préférentielle de réfléchir aux problèmes, de s'organiser, d'entrer en relation avec autrui ou d'appréhender le monde.

Il repère ainsi quatre *fonctions* qui sont complémentaires des deux types fondamentaux, et qui s'opposent deux à deux :

- la pensée et le sentiment, deux fonctions rationnelles, au sens où elles « évaluent » ; la première de façon « objective », la seconde de façon « subjective » ;

- la sensation et l'intuition, deux fonctions non rationnelles ou irrationnelles, au sens où elles « perçoivent » l'ici et maintenant ou l'au-delà de l'espace-temps.

Lorsque quelqu'un « pense », il ne peut avoir des sentiments en même temps, sinon sa pensée sera perturbée. De même, ceux qui évaluent avec leur sentiment laissent leur pensée à l'écart car ces deux fonctions sont incompatibles l'une avec l'autre. Ceci bien sûr ne veut pas dire que celui qui pense n'éprouve pas de sentiments, ni que celui qui évalue préférentiellement avec son sentiment ne sait pas penser.

De la même façon sensation et intuition se contrarient. Le chercheur ne peut observer ce qui se passe dans son éprouvette avec l'infinie précision nécessaire à cet effet et en même temps essayer de capter les mille autres détails qui l'entourent. Ses yeux doivent converger vers un seul point. Jung dit, par ailleurs, de l'intuitif que « *c'est l'homme qui va semer un champ et avant même que le grain ne soit mûr, s'en va ailleurs s'occuper d'un autre champ. Il met continuellement des champs labourés derrière lui et devant lui de nouveaux espoirs, mais rien n'aboutit jamais*[1] ».

En ce sens, ces deux attitudes sont incompatibles l'une avec l'autre.

Ces différentes fonctions déterminent la manière dont le moi s'adapte au monde extérieur ou intérieur. Elles sont présentes chez l'extraverti comme chez l'introverti. Mais aucun des deux types, ni aucune des manières dont s'articulent les fonctions, n'est meilleur que l'autre. Cela contribue seulement à faire de nous des êtres différents.

Des combinaisons multiples

La fonction qui domine dans le conscient est dite « supérieure », et la fonction qui lui est opposée est donc inconsciente et peu fonctionnelle – dans ce cas, on la dit « inférieure ». Ainsi, si l'on met tour à tour chacune de ces

---

1. C.G. Jung, *Sur les fondements de la psychologie analytique, Les conférences Tavistock, op. cit.*, p. 32.

fonctions en position supérieure, avec un moi alternativement extraverti et introverti, cela permet de définir huit
types fonctionnels.

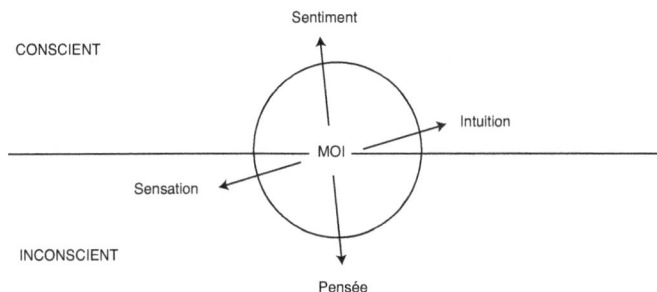

Par exemple, si une personne est de type extraverti et que,
comme sur le schéma, c'est sa fonction *sentiment* qui est la
plus développée, celle avec laquelle elle s'oriente de façon
préférentielle dans la vie, la fonction *pensée* qui lui est
opposée sera alors inconsciente, peu différenciée et s'expri-
mera sur le mode de l'introversion.

Comme le montre le schéma, la fonction *intuition* qui se
trouve également dans le conscient sera, de fait, elle aussi
extravertie. On la dit « auxiliaire » car elle seconde la fonction supérieure dans son rapport au monde. Dans un tel cas
la fonction *sensation* qui lui est opposée sera donc inconsciente *et* introvertie, c'est une auxiliaire secondaire.

> Alexia, trente-cinq ans, travaille dans une agence de
> publicité. C'est une extravertie chez qui priment le
> « sentiment » et l'« intuition ». C'est une femme très sym-
> pathique qui aime le contact et qui a de nombreux amis.
> Tout le monde l'apprécie pour ses capacités relationnelles
> et son énergie au travail. Quand elle est à l'agence, per-

sonne ne peut l'ignorer car elle va constamment d'un bureau à l'autre en remuant beaucoup d'air. Elle parle sans cesse et fort. Elle donne l'impression de penser à haute voix. Certains la trouvent assez superficielle et n'aiment pas travailler avec elle car elle a tendance à agir avant de réfléchir, ce qui crée des problèmes dans l'équipe. De plus, Alexia est désordonnée et ne sait jamais où sont ses dossiers, qu'elle perd ou oublie chez elle le jour de la réunion.

Du fait que sa « pensée » et sa « sensation » sont peu développées, la jeune femme a du mal à se concentrer sur une tâche et à avoir des repères fiables. Comme lorsqu'elle est au volant de sa voiture, et qu'elle repère mille choses à la fois à l'intérieur comme à l'extérieur de son véhicule mais qu'elle met son clignotant à droite alors qu'elle veut tourner à gauche…

Prenons à présent une personne de type introverti dont les deux fonctions conscientes sont la *pensée* et la *sensation*.

Bruno est chercheur en informatique. Il crée des machines extrêmement complexes dans un laboratoire. C'est un introverti qui travaille avec sa « pensée » sans échanger beaucoup avec ses collègues. Il a peu d'amis car son plus grand plaisir est d'être plongé dans son ordinateur. Lorsque sa femme lui parle, il reste silencieux car il lui faut toujours réfléchir longuement avant de répondre à une question, aussi banale soit-elle. Elle croit qu'il n'a pas entendu, mais en fait ce n'est pas le cas, il lui faut simplement mûrir sa réponse. De même lorsqu'ils sont invités chez des amis, Bruno ne parle que de ce qu'il maîtrise parfaitement, comme l'intelligence artificielle par exemple, sujet à propos duquel il peut soudain devenir intarissable et monopoliser la parole pendant des heures. Autrement

il se tait et écoute. Avec le « sentiment » dans l'inconscient, les relations humaines ne sont pas sa tasse de thé. Il
a du mal à communiquer avec autrui et les relations mon-
daines l'ennuient mortellement. Ceci le rend antipathique
à certains qui le trouvent froid et distant. Beaucoup se
demandent ce que sa femme lui trouve...

Chez Bruno, la pensée et la sensation fonctionnent sur le
mode de l'introversion, car alimentées par le monde intérieur et l'alimentant en retour. Alors que, dans l'inconscient, le *sentiment* et l'*intuition* s'expriment de manière
archaïque, et sur le mode de l'extraversion. C'est ce que
nous voyons quand Bruno se met à monopoliser la parole en
public, lorsqu'il est animé par un sujet qui le passionne.

Les dangers de l'unilatéralité

Là encore, aucune de ces configurations n'est meilleure que
l'autre. Il s'agit simplement d'une manière *différente*
d'appréhender la réalité et d'entrer en contact avec autrui,
qui a des avantages et des inconvénients dans chacun des
cas. Toutefois, la trop grande unilatéralité d'une fonction
qui par exemple agirait sans s'appuyer sur des auxiliaires, ou
d'un type, extraversion ou introversion extrême laissant peu
ou jamais la possibilité à l'autre aspect de s'exprimer,
entraîne une trop grande opposition et crée une tension trop
forte entre le conscient et l'inconscient. L'équation personnelle est alors déséquilibrée.

C'est ce qui se passe dans l'hystérie par exemple, où il y a un
excédent d'extraversion au détriment de l'introversion, avec
pour conséquence que tout se trouve projeté à l'extérieur,
sur autrui ou sur le monde. Rien de ce qui appartient au

sujet ne peut être « contenu » en lui, comme si l'intérieur s'était retourné comme un gant. À l'inverse, le schizophrène vit uniquement dans son monde intérieur, et la relation à autrui et au monde est coupée.

Entre ces deux positions extrêmes il y a, bien sûr, toute une gamme de possibles qui sans être pathologiques peuvent mettre cependant la personnalité en déséquilibre et en difficulté. Comme, par exemple, quelqu'un qui ne fonctionnerait qu'avec la seule fonction « pensée » et serait incapable d'*évaluer* autrement qu'avec une froide logique dépourvue de tout « sentiment » ou bien tel autre dont l'« intuition » serait hyperdéveloppée au détriment de la « sensation », c'est-à-dire d'un rapport plus concret à la réalité.

Par ailleurs, l'introverti pourra paraître froid, distant ou égoïste à l'extraverti qui s'abreuve de ses interactions avec les autres, alors que celui-ci sera à l'occasion ressenti comme envahissant par l'introverti.

De même une personne dont la fonction « sensation » est hyperdéveloppée et de façon unilatérale pourra apparaître à certains comme très terre à terre, alors qu'un intuitif qui n'aura pas su développer suffisamment sa fonction « sensation », pourra être perçu comme une sorte de Gaston Lagaffe ou de professeur Nimbus, vivant en dehors de la réalité.

Nous et les autres

Savoir que chacun a son « équation personnelle » est donc d'une importance capitale dans nos rapports quotidiens avec notre entourage. Cela nous permet une meilleure compréhension d'autrui et une ouverture à la différence sans que s'y substitue un jugement qui a généralement pour effet de compliquer la relation ou de stigmatiser l'autre dont on a souvent du mal à comprendre et à accepter qu'il ne fonctionne pas comme nous.

Cela peut également s'avérer d'une grande utilité au sein de la famille où parfois un enfant qui naît avec un type contraire à celui de son père ou de sa mère peut être ressenti d'une étrangeté inquiétante par le parent en question.

Il peut aussi arriver que naturellement l'on préfère tel enfant parce qu'il fonctionne comme nous. Alors qu'à l'inverse, il peut se produire que l'on développe un secret ressentiment voire un rejet envers tel autre qui nous déconcerte par des réactions qui sont à l'opposé des nôtres. Pouvoir comprendre que cet enfant ne cherche pas sciemment à nous contrarier ou à nous agresser personnellement par son comportement, mais qu'il est simplement *différent* de nous, peut non seulement être d'une grande utilité dans notre relation avec lui, mais peut également nous introduire nous-mêmes à une autre manière d'être en contact avec autrui et avec le monde.

Il en va de même dans les fratries où, très souvent, les relations conflictuelles entre frères et sœurs peuvent s'expliquer du fait d'équations personnelles trop opposées. Pour cette raison il est important d'apprendre à l'enfant extraverti, par exemple, qui parle toujours un peu trop fort, fait claquer les portes et laisse sa chambre grande ouverte afin que tout le monde puisse profiter de sa musique préférée qu'il met à fond, à respecter le besoin de silence de sa sœur ou de son frère introverti qui préfère tranquillement jouer avec sa DS ou lire dans son coin.

De la même manière, il est important de faire comprendre à l'enfant introverti que son frère préfère aller faire une partie de foot avec des copains plutôt que de jouer au Monopoly ou de se lancer dans une partie de Trivial Pursuit avec lui, sans qu'il se sente pour autant rejeté et que cela ne se transforme en un drame personnel.

Par sa façon dynamique d'envisager le psychisme, et loin d'être cependant une psychologie du moi, l'un des buts de l'analyse jungienne consiste, entre autres, au rééquilibrage des positions conscientes *et* inconscientes de nos différentes fonctions. Progressivement la fonction principale va perdre de son importance et l'énergie ainsi libérée viendra alimenter en échange les autres fonctions restées non développées dans l'inconscient.

Une telle réorganisation donne au moi une plus grande souplesse en lui permettant de tenir, en conscience, la tension entre des points de vue opposés.

Chapitre 8

L'être et le paraître : la *persona*

*Nous sommes des personnages et nous jouons
notre rôle plus ou moins bien*[1]

Contrairement aux types et aux fonctions qui sont inhérents à l'individu, la *persona* est un dispositif d'adaptation au monde[2]. Nous la développons dans nos rapports avec notre environnement, de sorte qu'elle joue comme une protection, voire dans certains cas comme une défense contre le monde qui nous entoure.

Jung a choisi ce terme en référence au masque qui, dans le théâtre antique, permettait à l'acteur de faire résonner sa voix (*per sonare*) et de définir son rôle en indiquant certains traits de son caractère de scène, tels Zeus avec sa barbe touffue évoquant l'autorité et le pouvoir, ou Méduse et sa chevelure de serpents cherchant à inspirer l'effroi. Autant de codes collectifs compris d'emblée par tous et qui, sans

---

1. P. Janet, *L'évolution psychologique de la personnalité,* compte rendu des conférences faites en 1929 au Collège de France, nouvelle édition, 1984, p. 181.
2. C.G. Jung, *L'âme et le soi*, Albin Michel, 1990, p. 28.

besoin d'explication, permettaient de dresser le décor et d'entrer directement en résonance avec le spectateur.

Depuis son plus jeune âge, Laëtitia s'est construite une *persona*, afin de s'adapter au désir de ses parents, seule manière pour elle d'être acceptée par eux et de se sentir aimée. Celle d'une petite fille modèle dont elle devait porter les merveilleuses robes à smocks que sa mère lui achetait pour l'« exhiber » comme une poupée. Elle devait toujours dire bonjour aux clients et amis de ses parents, dîner, seule enfant, face à une kyrielle d'adultes très tristes avec qui elle devait savoir faire la conversation et, bien sûr, réussir à l'école. Elle était donc toujours première en classe, très gentille et polie et ne salissait jamais ses belles robes. Mais en son for intérieur elle ne rêvait que d'une chose, grimper aux arbres et jouer avec les garçons du village dont elle se sentait proche.

À quinze ans, mentant aux uns et aux autres qui, bien sûr, ne mettaient jamais en doute la parole de cette enfant modèle, Laëtitia a désespérément cherché à s'échapper de sa cage dorée mais elle n'a pu que prendre le contrepied de cette belle image : fugues, sexe, 400 coups, etc. Laëtitia pensait ainsi vivre une vie plus proche de ce qu'elle désirait au fond d'elle alors qu'il ne s'agissait en réalité que du contraire du moule étroit dans lequel elle s'était coulée depuis l'enfance, c'est-à-dire un autre masque, mais simplement opposé au premier, une autre *persona*.

Dans ce contexte, la part intime et authentique d'elle-même n'a jamais vraiment pu se révéler. La vraie Laëtitia est toujours restée cachée autant à elle-même qu'aux autres, de sorte qu'à trente ans elle se présente encore aussi bien dans son milieu professionnel que dans sa vie privée soit comme une femme dépendante et soumise, soit comme une marginale effrontée, ce qui n'est pas sans lui créer d'énormes difficultés.

> Deux attitudes, deux faux visages d'elle-même, qui en réalité ne lui appartiennent pas vraiment mais sont des masques de scène basés sur des codes collectifs. Quelque part, en son for intérieur, se trouve une tout autre personne qui ne parvient cependant jamais à montrer son vrai visage.

Sur la scène de la vie aussi nous endossons des rôles auxquels il peut même nous arriver de nous identifier et de croire, en les confondant avec ce que nous sommes véritablement. La *persona* que nous construisons nous sert souvent à protéger un soi profond, que l'on sent ou croit trop fragile pour être confronté au monde extérieur. Cependant, tout en protégeant cette part la plus intime de nous-mêmes, la *persona* nous empêche aussi la plupart du temps de révéler et de réaliser celui ou celle que nous sommes véritablement.

« La persona n'est qu'un masque, qui, à la fois, dissimule une partie de la psyché collective dont elle est constituée, et donne l'illusion de l'individualité... Le masque d'un assujettissement général du comportement à la coercition de la psyché collective[1]. »

Un outil de communication

Dans certaines circonstances cependant, la *persona* peut aussi avoir un côté adaptatif qui permet au contraire de faciliter la communication. C'est le cas du médecin, par exemple, qui a besoin de trouver une manière à la fois humaine mais professionnelle d'être en relation avec ses patients sans s'impliquer trop personnellement avec eux, du professeur avec ses élèves ou de quiconque dans la vie sociale qui, en

---

1. C.G. Jung, *Dialectique du moi et de l'inconscient*, *op. cit.*, p. 84.

même temps qu'il communique avec autrui, ne peut cependant pas dévoiler ses sentiments et son intimité à tout un chacun.

En ce sens, c'est-à-dire quand elle ne constitue pas une défense, la *persona* peut être un outil précieux permettant des contacts plus aisés sur la scène sociale. Mais autant une certaine *persona* peut être utile et nécessaire dans les rapports sociaux, autant elle est un obstacle majeur qui rend impossible toute relation authentique dans la vie intime.

La déconstruction de la *persona* qui sert à certains de « faux moi » protecteur et les empêche d'entrer dans une relation vraie avec autrui est une étape importante du processus d'individuation, c'est-à-dire de l'accession à soi-même (voir le chapitre 13, page 128).

Chapitre 9

La paille dans l'œil du voisin

*L'ombre est… une porte étroite dont le pénible
étranglement n'est épargné à aucun de ceux
qui descendent dans le puits profond[1].*

Blandine a trente-deux ans. Elle est professeur de français
et, bien que mariée depuis un certain temps, elle vit à l'écart
du monde, ne trouvant jamais personne à sa mesure. Elle se
complaît dans des lectures souvent ésotériques, va toujours
seule visiter les expositions qui l'intéressent car la futilité
des remarques de ceux qui l'accompagnent l'irrite. De
même elle va toujours seule au cinéma car les films qu'elle
aime ne sont ni compris ni appréciés de ses proches, ni
même de son mari. Ceci justifie le fait qu'elle se mette à
distance d'autrui, car pour elle, personne n'est encore
parvenu à son niveau d'évolution spirituelle. Cependant, un
jour, elle fait le rêve suivant.

Je suis en train de dormir et me réveille éblouie par la
lumière. Je m'aperçois que je suis seule dans mon lit et
dans une pièce toute blanche qui se trouve au sommet

---

1. C.G. Jung, *Les racines de la conscience*, Buchet/Chastel, 1995, p. 35.

d'une maison. Les murs, le sol, le plafond, la fenêtre, tout est peint en blanc et la lumière qui entre par la fenêtre est éblouissante. Je me lève, m'habille et descends.

Je me trouve dans une maison, dans laquelle vivent d'autres personnes. Arrivée en bas, je rencontre une de mes anciennes élèves que je n'aimais pas. Elle m'explique qu'elle vit ici avec un homme, qu'elle a été mariée auparavant, a eu un enfant, qu'elle est désormais divorcée, etc. Je suis étonnée d'être là, ne me sens pas à ma place et ressens de la colère contre cette femme.

Alors je sors de cette maison. Je marche dans la rue et rencontre ma sœur qui m'interpelle et me dit qu'il faut que je vienne tout de suite car « ils » ont préparé quelque chose pour mon anniversaire. Elle m'énerve mais je la suis. Nous pénétrons alors dans une autre maison où le mari de ma sœur et quelques personnes nous attendent. C'est la fête, il y a des cotillons. Tout le monde est heureux et s'amuse, sauf mon père qui mange sa soupe tristement dans un coin. Je suis de plus en plus en plus énervée et en colère contre tous ces gens car j'ai horreur des cotillons et je ne veux pas qu'on me souhaite mon anniversaire. Alors je pars à nouveau et marche dans la rue sans savoir où je vais. Je sens en moi la colère.

L'ombre et le corps

Dans le rêve de Blandine, qui rencontre tout d'abord, « en bas », cette ancienne élève, puis sa sœur dont elle n'apprécie pas le style de vie trop banal, trop terre à terre, l'ombre se présente à elle sous les traits d'un personnage du même sexe. L'ombre est, en effet, quelqu'un qui va représenter tout le négatif que l'on ne peut reconnaître en soi-même, d'où son expulsion – projection – à l'extérieur sur quelqu'un d'autre du même sexe. Ceci permet ainsi de se débarrasser de ce qui ne nous convient pas et de conserver la vision idéale et imaginaire que l'on désire garder de soi, symbolisée chez Blandine par cette blancheur éblouissante.

L'ombre est l'opposé de la face idéale que l'on cherche à montrer aux autres, « *un contrepoison aux illusions idéalistes*[1] », dit Jung. La part négligée, inférieure, primitive ou inadaptée de soi que l'on se cache à soi-même et aux autres. Celle que l'on ne veut ni voir ni montrer et que, par projection, on a généralement tendance à attribuer à autrui. C'est la paille que l'on voit dans l'œil du voisin et la poutre que l'on ne voit pas dans le sien. Ainsi, lorsque quelqu'un nous irrite, autant dans les rêves que dans la vie réelle, il y a de fortes chances pour qu'il représente un aspect de notre ombre.

Ne pas reconnaître notre ombre est une façon de nous protéger. Toutefois, cela nous prive de notre épaisseur et de notre corporéité. Car l'ombre est le non-vécu, ce qui est mis à l'écart de la vie pulsionnelle, et demande à être intégré à la conscience. C'est la part de nous qui s'enracine dans la concrétude du corps.

Or, Blandine refuse de vivre comme le « commun des mortels ». Dans son rêve, elle s'est réfugiée au-dessus de tous dans la blancheur immaculée de cette chambre, hors de la vie ordinaire des gens ordinaires. Ce faisant, elle vit hors de la relation à l'autre et des difficultés qu'une vie à deux peut représenter : confrontation à la différence, routine, mésentente, échecs, erreurs, divorce, etc. Elle vit aussi hors de la vie pulsionnelle et de ses diverses manifestations :

---

1. C.G. Jung, *La guérison psychologique*, *op. cit.*, p. 44.

plaisirs, joie de vivre, tristesse, colère, etc. En somme, Blandine refuse de s'incarner. Ne s'attachant qu'à l'esprit, elle
rejette l'autre partie de ce qui nous fait humain : le corps.

Car l'ombre nous parle de notre corps, de la partie inférieure
et archaïque de notre être, qui selon Jung équivaudrait à ce
qui du crustacé ou du saurien vit encore quelque part en
nous, et qui selon lui correspond à notre « *psychisme
sympathique* » ou à notre « *psychisme spinal* »[1]. D'où le réel
danger de somatisation lorsque l'on se trouve dans ce
« passage étroit », au moment où l'ombre a surgi, qui met
en pièces les illusions et désarticule le moi.

Cependant, cette expérience douloureuse va, bon gré mal
gré, nous obliger à regarder notre réalité en face et nous
forcer à accepter le côté sombre de nous-mêmes, en relation
avec notre être primitif.

Ses recherches sur les associations de mots au tout début du
siècle avaient permis à Jung de mettre en relief l'étroite
relation existant entre le corps et la sphère des émotions,
c'est-à-dire entre le somatique et le psychisme. C'est la
raison pour laquelle Jung apporte toujours une si grande
importance à rétablir l'équilibre énergétique entre les deux
pôles que sont le corps et l'âme, autrement dit entre le
physiologique et l'émotionnel. En ce sens, on peut dire que
Jung a été le précurseur de ce que l'on appelle aujourd'hui la
psychosomatique.

---

1. C.G. Jung, *L'homme à la découverte de son âme*, Albin Michel, 1989,
   p. 297-300.

Les aspects positifs de l'ombre

Toutefois, et du fait qu'elle représente le « non-vécu », l'ombre n'est cependant pas uniquement faite de contenus négatifs. Elle peut aussi représenter ce que l'on n'a jamais osé ou eu le courage de développer en soi à un moment donné de la vie. De sorte que le voir chez autrui constitue une sorte de piqûre de rappel douloureuse et insupportable pour le moi, qui le négative et le rejette immédiatement.

> C'était le cas de Pierre que l'on avait contraint à faire Polytechnique et qui ne supportait pas les artistes qui selon lui étaient tous des êtres irresponsables déclenchant immédiatement en lui agressivité et mépris. Jusqu'au jour où il se souvint que dans son enfance il aimait écrire des poèmes et des histoires qu'il illustrait de ses dessins. En fait il aurait de beaucoup préféré faire des études littéraires car c'était ce qui lui plaisait le plus et la seule chose qui le faisait vraiment vibrer. Mais cela était absolument impensable dans un milieu familial comme le sien où ces matières étaient considérées avec mépris, et ces gens-là assimilés à des « bons à rien » et des « ratés ».
>
> Pierre confie qu'il s'amuse toujours à dessiner dans la marge de ses feuilles de notes, pendant les réunions du comité de direction. Il prend alors conscience que ce qu'il critique et méprise de la sorte chez les autres est en réalité ce qu'un jour il a tant aimé faire mais qu'il tient désormais « en exil » à l'intérieur de lui. Il s'essaie alors à dessiner en conscience et « pour de vrai » et non plus pour seulement « s'amuser » comme il le prétend. Il en éprouve un réel plaisir, comme une libération. Bientôt, poussé par une amie, il s'inscrit à un atelier d'écriture où il rencontre des gens très différents de ceux qu'il a l'habitude de côtoyer et qu'il trouve intéressants. Cela lui donne la possibilité d'exprimer beaucoup de sentiments et d'émotions restés enfouis à l'intérieur de lui. Il se sent

bien dans ses nouvelles activités qui lui permettent de retrouver l'énergie créatrice de son enfance et changent sa manière d'être et de fonctionner jusque dans son travail.

« La rencontre avec soi-même signifie d'abord la rencontre avec sa propre ombre[1]. »

Ainsi, mépriser les créateurs s'est révélé être un passage obligé, un moyen pour Pierre d'évacuer la souffrance due à cette amputation de lui-même que son milieu familial l'avait contraint à faire. C'est à travers l'analyse qu'il est parvenu à reconnaître et à recontacter ses aspirations profondes. En repérant son ombre et en l'identifiant, il a ainsi pu développer une part de lui-même ignorée jusque-là.

---

1. C.G. Jung, *La guérison psychologique, op. cit.*, p. 34.

Chapitre 10

Le couple et ses mystères

« Si son âme ne vit pas, rien ne peut sauver (l'homme)
de l'abrutissement[1] *»*

Ugo, un jeune cadre dynamique d'une quarantaine d'années, a rencontré Julia dans l'avion qui, de Sofia, le ramenait à Paris. Pendant les quelques heures de vol où Ugo et Julia discutent ensemble, ce dernier tombe sous le charme de cette belle étrangère qui vit à Paris. Avant de quitter l'aéroport, ils s'échangent leurs adresses et leurs numéros de téléphone. Dès le lendemain il lui fait envoyer des fleurs. Elle se dit touchée, et le remercie poliment, sans plus. Une semaine plus tard, n'y tenant plus et cherchant un prétexte pour la revoir, Ugo fait à nouveau envoyer des fleurs à Julia. Elle accepte alors qu'il passe la chercher un soir de la semaine pour un dîner au restaurant. Le jour prévu, il arrive chez elle exalté, avec des fleurs, du champagne et un bijou qu'il a payé hors de prix.

Ugo ne connaît pas cette femme avec laquelle il a discuté deux heures à peine dans l'avion mais il est ébloui par elle et, lorsqu'à son retour de Sofia, il arrive à sa séance d'analyse et parle d'elle, il est totalement transporté, presque dans un état second, car tout à fait certain qu'il a enfin

---

1. C.G. Jung, *Mysterium conjunctionis*, tome 1, Albin Michel, 1980, p. 214.

rencontré la « femme de sa vie ». Celle qu'il attend depuis si longtemps pour effacer ses multiples échecs amoureux et combler le vide affectif qui est le sien.

Les Grecs adoraient Zeus le roi des dieux, le dieu sauveur et protecteur, ainsi qu'Aphrodite la déesse de la Beauté, de l'Amour et des Plaisirs charnels. Celle qui engendra Éros. Les Romains, quant à eux, rendaient grâce à Jupiter et à Vénus, leurs homologues dans la mythologie romaine. Et nous allons voir que lorsqu'il s'agit de la rencontre avec l'« autre » nous sommes, tout comme Ugo, souvent aux prises avec des émotions qui nous dépassent et nous transcendent, exactement comme l'étaient les Grecs ou les Romains avec leurs dieux.

Masculin, féminin

Déjà au Moyen Âge, bien avant qu'il soit démontré que chaque être est pourvu d'éléments mâles et femelles, un dicton disait que « chaque homme porte en lui une femme ».

À partir de ces vestiges biologiques dont la nature a très tôt stoppé la croissance pour les conserver en nous à l'état embryonnaire afin que nous puissions tous être d'un genre bien déterminé : masculin ou féminin[1], Jung va définir en chacun une contrepartie sexuelle.

Bien que son développement se soit interrompu à un stade précoce, cette propriété du sexe opposé demeure néanmoins toujours présente au cœur de nos cellules. Et même si c'est *a*

---

1. C.G. Jung, *L'homme et ses symboles*, *op. cit.*, p. 31.

minima, elle reste active aussi bien dans notre système hormonal que dans notre inconscient. Cette contrepartie sexuelle constitue donc une disposition latente de notre psychisme qui, à sa manière, aspire à être reconnue pour ce qu'elle est et à prendre part à notre vie.

Dans nos sociétés monothéistes et patriarcales, les spécificités communément associées au genre doivent être clairement marquées. Ainsi, les hommes se doivent d'être « virils », c'est-à-dire forts, actifs, courageux, rationnels, responsables et surtout de ne pas se laisser émouvoir. Les femmes quant à elles doivent être « féminines », autrement dit réceptives, sensibles, douces, fragiles, pleines d'émotion, d'intériorité, de sentiment, etc.

Car on le sait, « les garçons ce n'est pas comme les filles ! » « c'est courageux, ça n'a peur de rien et surtout ça ne pleure pas », etc. Quel garçon, dès son plus jeune âge, n'a pas entendu ce genre de discours ? Et combien, sans s'en douter, sont pris aujourd'hui encore dans ces lieux communs ? La France est l'un des pays d'Europe où il y a le moins de femmes au gouvernement, le moins de femmes chefs d'entreprise ou à de hauts postes de responsabilité dans les entreprises. Le pays aussi où, à responsabilités égales, elles ont un salaire en moyenne 30 % plus bas que celui des hommes.

On comprend que, dans un tel contexte, le féminin de l'homme ait du mal à s'épanouir : quel homme voudrait développer cet être inférieur et de moindre valeur qui est en lui ? Ou que certaines femmes dites, en l'occurrence, « féministes » soient revendicatrices et dans une compétition féroce avec les hommes dans leur tentative de trouver la juste place qu'elles estiment devoir leur revenir dans la société.

Cependant, affirme Jung, « *aucune conscience n'est possible sans perception de la différence*[1] ».

L'anima *et le féminin de l'homme*

Nous avons vu plus haut qu'après sa rupture avec Freud, et au plus profond de la dépression, Jung se mit à dialoguer avec les images de son inconscient. Il le fit afin d'entrer en relation avec son inconscient et non seulement pour essayer de comprendre ce qui se passait en lui, mais aussi pour trouver un sens à ce moment si douloureux de sa vie. Un dialogue s'instaura alors plus particulièrement avec une figure féminine qu'il appela « *anima* »[2].

Une part inconnue de sa psyché qui le mit, de fait, en contact avec un aspect inconnu de lui-même qui défendait un tout autre point de vue que celui de son conscient. Lorsqu'elle eut trouvé un lieu d'écoute, *anima* lui apprit beaucoup sur lui-même en l'aidant à dialoguer avec l'inconscient, ce qui lui permit de prendre un tournant décisif et de trouver une tout autre manière d'être et de se situer dans sa vie.

---

1. C.G. Jung, *Mysterium conjunctionis*, tome 2, Albin Michel, 1989, p. 202.
2. C.G. Jung, *Ma vie*, *op. cit.*, voir chapitre VI « Confrontation avec l'inconscient », et *Le Livre Rouge*, *op. cit.*

Ce que Jung appelle *anima* est la part féminine délaissée, immature et souvent archaïque de la psyché masculine. Celle à laquelle l'homme ne donne pas voix et qui, tapie dans son inconscient, est l'opposé de son conscient et vient le compenser. Celle aussi que, la plupart du temps, il refuse et qui, faute de reconnaissance, ne pourra donc se manifester et prendre vie qu'au travers des projections qu'il va faire sur les femmes, c'est-à-dire en « déposant » cette part féminine à l'extérieur de lui. Ainsi, pour un tel homme, la femme ne pourra jamais vraiment être une « autre » mais seulement un aspect de lui-même. Elle restera sa part inconsciente, et il en fera sa compagne, sa « moitié » comme le dit si bien l'expression populaire.

La notion d'*anima* concentre des propriétés dites « féminines » que les hommes sont généralement réticents à développer pour eux-mêmes. Elles sont un contrepoids à celles dites « viriles » de leur nature consciente dont le sentiment et les émotions sont habituellement exclus[1]. Tout garçon digne de ce nom a généralement été éduqué ainsi, et, le plus souvent, avec la complicité de sa mère. Les femmes, quant à elles, auront dû se contenter d'être fragiles, sensibles et intuitives, et contrairement aux hommes, pleines d'intériorité, de sentiment et d'émotions. Du moins ce sont là les stéréotypes qui circulent largement dans l'imaginaire collectif. Il est probable qu'à l'époque de Jung, au début du XXe siècle, ces qualités étaient encore plus

---

1. Voir à ce sujet l'intéressant livre d'A. Agnel, *L'homme au tablier – Le jeu des contraires dans les films de Ford*, La part commune, 2002.

stéréotypées qu'elles ne le sont aujourd'hui et que nous ne les définirions peut-être plus exactement ainsi, quoique[1]...

L'animus *et le masculin de la femme*

L'*animus*, quant à lui, est le monde intérieur et l'image des forces spirituelles de la femme. C'est une notion qui concentre en elle des qualités communément attribuées à l'homme et que souvent les femmes ont du mal à cultiver pour elles-mêmes. Lorsque l'*animus* est intégré à la conscience, il s'exprime sous son aspect positif, et son registre est celui de la force, de la pensée, de l'action, de la clarté. Cependant, lorsqu'il demeure inconscient, son registre est alors celui de la rigidité, de la violence, des opinions péremptoires, des préjugés, etc., c'est-à-dire celui d'un masculin archaïque à l'opposé des forces spirituelles féminines.

L'*animus* lorsqu'il est inconscient s'exprime généralement de manière « personnifiée » dans la vie consciente de la femme. Ceci a lieu soit sous la forme des projections qu'elle fait sur les hommes de son environnement social ou culturel et plus particulièrement dans sa vie de couple, soit dans ses rêves et ses fantasmes.

---

1. Dans un article du 8 mars 2011 intitulé « C'est pas toi qui t'occupes de la lessive ? », une journaliste de *Libération* recensait une série d'anecdotes assez drôles du sexisme ordinaire. Compte tenu de la violence des réactions machistes que cet article a suscitées en réponse, *Libération* a dû le fermer aux commentaires des lecteurs sur son site.

Le couple anima/animus

Lorsque l'*anima* et l'*animus* demeurent inconscients, ils viennent, dans un jeu de projections réciproques, fortement perturber la relation du couple.

> Après pratiquement dix années d'un amour passionné, le couple que forment Amandine et Éric se dégrade, provoquant à terme un divorce, vécu dans un déchaînement d'animosité. Que s'est-il passé ? Depuis qu'Amandine a découvert tout à fait par hasard sur l'ordinateur d'Éric qu'il entretient d'étranges relations avec une de ses collègues de bureau, leur relation s'est fragilisée. Ce dernier nie tout d'abord, laissant entendre qu'il ne s'agit que de relations professionnelles. Amandine aimerait bien le croire et essaie, dans un premier temps, d'oublier cette découverte. Mais, ébranlée par sa trouvaille, Amandine décide de rester vigilante. De sorte qu'elle se transforme bientôt en une véritable tigresse lorsqu'elle obtient la preuve irréfutable que la relation passionnelle qu'elle a eue avec Éric s'est transférée sur cette autre femme.
>
> Le couple s'engage alors dans un affrontement terrible. Éric, séducteur, menteur et de mauvaise foi, continue à nier l'évidence, bien servi en cela par son *anima* qui se révèle à cette occasion manipulatrice, et ce sous son aspect le plus abject. De son côté Amandine, tranchante et guerrière, est prête à mener le combat jusqu'au bout, drapée dans sa bonne conscience et ses convictions, admirablement servie en cela par son *animus*. Ce conflit devient évidemment une catastrophe pour les enfants, premiers spectateurs et réelles victimes de ce combat meurtrier entre *anima* et *animus*.

« Quand l'anima et l'animus se rencontrent, dit Jung, l'animus brandit l'épée de sa puissance et l'anima crache son poison d'illusion et de séduction[1]. »

Au lieu de chercher à développer sa part féminine en interrogeant sa propre personne, Éric va la chercher à l'extérieur. D'abord chez Amandine, puis, lorsque la passion cède la place à la construction du couple, chez une autre femme. Lorsque Amandine tombe sur les échanges entre son mari et sa collègue de bureau, une agressivité toute masculine se réveille en elle. Comment l'homme qu'elle croyait être un pilier pour elle a-t-il pu la trahir ainsi ? Son *animus* se manifeste et se déchaîne, encouragé par l'expression de l'*anima* d'Éric.

Éric et Amandine défendent leurs positions respectives sans prendre le temps de se demander « où cela les touche ». Ainsi, en ne reconnaissant pas l'expression de leurs *anima* et *animus* respectifs, et en ne cherchant pas à les intégrer à leurs personnes respectives, ils se les jettent à la figure l'un de l'autre, entrant ainsi dans une véritable guerre, destructrice.

Rencontrer l'autre

Pour devenir un être « entier » en relation avec son monde intérieur, l'homme a besoin de rendre conscient un principe de vie qui est l'opposé de l'action et de la rationalité de sa vie externe et consciente. Pour ce faire, il lui faut entrer en relation avec son féminin intérieur, c'est-à-dire avec la part vulnérable et faible de sa personne, sa sensibilité, ses

---

1. C.G. Jung, *Aïon*, Albin Michel, 1983, p. 29.

émotions, son sentiment, autant dire avec son « âme » qui est le sens du mot *anima*. C'est seulement ainsi qu'il lui sera possible d'avoir une véritable relation avec une femme, sans que celle-ci serve de support et soit l'otage de son propre féminin intérieur. Une véritable rencontre avec l'autre où chacun des partenaires est un être à part entière et le demeure.

De même, pour entrer en contact avec ses forces spirituelles, la femme doit se relier à l'« autre » aspect d'elle-même, c'est-à-dire à son masculin intérieur et le rendre conscient afin de développer la totalité de sa personne. Cet « autre » en elle lui donne l'autonomie, la clarté d'esprit et un rapport adapté au social sans pour autant que cela se substitue et annihile sa nature féminine. C'est ce qui lui permet également de rencontrer l'homme, dans sa véritable différence. Sans attendre qu'il vienne compenser son manque en lui demandant d'incarner son *animus*. Sans exiger de lui qu'il représente à lui seul « tous » les hommes, sans en faire un dieu protecteur doué de toutes les vertus comme le fait souvent la femme vis-à-vis de l'homme qu'elle aime.

Chapitre 11

Comment se manifeste l'*anima* ?

C'est la mère qui sert de premier support à l'*anima* qui, selon Jung, préexiste dans l'inconscient de tout homme. Cette image archétypique et fascinante transforme la figure maternelle et fait qu'il se dégage alors d'elle une puissance inquiétante et dangereuse pour le garçon.

« *De la porte qui conduisait à la chambre de ma mère arrivaient des influences angoissantes. La nuit, ma mère devenait terrifiante et mystérieuse*[1] », se souvient Jung du lointain de son enfance.

Au fur et à mesure que l'enfant prend conscience de la réalité de sa mère, l'*anima* perd de son pouvoir dans le conscient et s'en retourne dans l'inconscient, animer d'autres contenus comme les sorcières des contes et autres monstres inquiétants pour l'enfant.

Lorsqu'elle est différenciée au niveau du conscient, l'*anima* va donner au garçon[2], et plus tard à l'homme adulte, des qualités qui vont venir contrebalancer l'unilatéralité de ses

---

1. C.G. Jung, *Ma vie, op. cit.*, p 38.
2. À propos du développement de l'*anima* chez l'enfant, voir l'article de B. Allain-Dupré « L'écrivain et la navette spatiale », *in Cahiers jungiens de psychanalyse*, n° 132, décembre 2010.

seules qualités « viriles » – action, endurance, rationalité, violence, etc. Sur un plan éducatif, il est donc important de permettre au jeune garçon, et ce dès son plus jeune âge, de développer d'autres dispositions au travers d'activités qui vont favoriser la sensibilité, l'écoute, la réceptivité, l'attention à l'autre, la douceur, etc. Car si le garçon n'a pas la possibilité de développer cet aspect de sa personne, il n'aura pas, par la suite, accès à son être « entier », c'est-à-dire un être dont les facteurs opposés conscients et inconscients sont reliés pour former ensemble une personnalité globale. En effet, l'*anima* compense la personnalité consciente et se dégage en se différenciant de l'image maternelle inconsciente.

L'homme dont l'*anima* est parvenue à s'intégrer au conscient se reconnaît par un côté calme, doux et aimable qui émane de lui et qui est perceptible dans ses échanges avec autrui. Par sa manière de penser moins intransigeante, sèche ou arrogante, par les qualités humaines qui accompagnent toujours ses jugements et son approche d'autrui, et par une manière juste et sensible d'évaluer les êtres et les situations. C'est dans ces conditions que l'*anima* remplit pleinement son rôle de médiatrice et d'élément unificateur entre soi et l'autre, de même qu'entre soi-même et l'autre à l'intérieur de soi.

En revanche, lorsqu'elle est inconsciente, l'*anima* se manifeste et se repère habituellement chez l'homme par ses humeurs, ses attitudes capricieuses et possessives, ses explosions de colère ou ses sentiments irrationnels. C'est elle qui est en général responsable des émotions et des affects qu'il ne contrôle pas.

L'anima ou les faiblesses ignorées

L'*anima* est l'opposé de la *persona*, de l'image idéale que l'homme a de lui-même, de celui qu'il voudrait ou s'imagine qu'il devrait être. Ainsi, plus il joue à l'homme fort à l'extérieur, à celui qui sait ou qui est parfait, moins il sera capable de percevoir ses propres faiblesses et son monde intérieur et plus son *anima* sera reléguée dans l'obscurité de son inconscient pour, à son insu, faire brusquement irruption dans certaines circonstances de la vie.

Loïc a quarante-deux ans, il est marié et père de quatre enfants. Il est l'un des responsables du marketing dans une multinationale. Son poste est important et il est souvent absent de chez lui car il doit beaucoup voyager. Un jour à New York, quelques jours après à Singapour, de retour à Paris pendant vingt-quatre heures, il s'envole de nouveau, direction Rio, etc. De plus, lorsqu'il est à Paris, noyé dans les réunions, ses horaires sont incompatibles avec toute vie privée. Briefing dès 8 heures le lundi matin dans une lointaine banlieue au nord de Paris alors qu'il habite dans la banlieue sud (minimum 1 heures 30 de trajet), réunion le soir jusqu'à 21 heures parfois plus... Il ne rentre pas chez lui avant 22-23 heures et lorsqu'il doit prendre l'avion le lendemain matin à 7 heures il lui faut se lever à 4 heures 30. Il n'en peut plus, mais il tient le coup et ne dit rien, car telle est la loi dans cette entreprise. Tous acceptent d'être ainsi traités et si l'on veut garder son poste il faut accepter. Un jour il rentre chez lui, au bout du rouleau, et au moment de se mettre au lit, éclate en sanglots à la grande surprise de sa femme qui ne l'avait encore jamais vu pleurer une seule fois en quinze ans de mariage. Après avoir pleuré une partie de la nuit, le lendemain matin, Loïc est comme prostré et ne peut se lever. Effrayée de le voir dans cet état, sa femme appelle le médecin. Diagnostic : burn-out.

Le monde du travail a bien compris la psychologie mascu-line et utilise savamment cette tendance qu'ont les hommes à jouer à « l'homme fort » et à ne pas reconnaître et accepter leurs faiblesses. C'est même devenu désormais un véritable système de « formatage » des cadres où la notion d'*anima* a habilement été utilisée à contre-courant.

De nombreux psychologues, DRH ou coaches ont su, à cet effet, mettre au service de l'entreprise des techniques de l'extrême censées former les « vrais » managers en leur apprenant à se surpasser toujours davantage. Dans cette logique, toute faiblesse est signe d'incompétence et les hommes se trouvent pris dans une sorte de piège, se croyant ainsi obligés d'accepter des conditions de travail totalement inhumaines. Une situation qui, *a contrario* de ce que préco-nise Jung, les accule à une unitéralité toujours plus grande de la conscience. Une situation à l'opposé et donc incompa-tible avec le fait de devenir des êtres psychiquement « autonomes » et « entiers », c'est-à-dire où conscient et inconscient sont en relation l'un avec l'autre et en juste équilibre.

C'est pourquoi, comme on a pu le voir depuis un certain nombre d'années, poussés à bout par des politiques d'entre-prises perverses et la complicité de leurs dirigeants, les hommes, sans mot dire, cherchent chaque jour à se surpasser davantage, oubliant qu'ils ont aussi une « âme », c'est-à-dire des sentiments, des émotions et des limites. Certains finissent, comme Loïc, par faire l'expérience d'un burn-out, ou sont éventuellement victimes d'un infarctus. D'autres encore décident de se suicider comme il nous est régulièrement donné de le voir dans la presse.

Bien sûr, travailler et montrer ses compétences ne mène pas systématiquement à la perte de l'âme. En revanche, si le travail, par exemple, sollicite toute son énergie, il empêche l'homme d'entrer en contact avec sa part féminine.

Quoi qu'il en soit, le féminin de l'homme, s'il demeure inconscient et sans la possibilité de s'intégrer à la conscience, comme tout ce qui est ignoré ou déprécié, de même que l'*animus* de la femme va s'exprimer de manière « personnifiée » dans la vie consciente. Cela a lieu :

- soit sous forme de projections sur les femmes ;
- soit dans les rêves ou les fantasmes, où le féminin va généralement apparaître sous les traits de mystérieuses étrangères ou autres personnages féminins fascinants venus d'« ailleurs ».

C'est pourquoi les hommes attendent généralement des femmes de leur entourage qu'elles incarnent à leur place et pour eux dans la vie quotidienne cette part de leur psyché qu'eux-mêmes n'ont su développer.

C'est ainsi que, même si cela est parfois fait avec beaucoup d'élégance et de respect, l'homme a souvent besoin de tenir la femme en état d'infériorité. Elle représente alors la part inconsciemment sous-évaluée et sous-évoluée de lui-même.

À l'opposé, il peut cependant également, par le biais de la projection de l'autre pôle de l'*anima*, la transformer en une déesse de l'Amour qu'il va vénérer de manière naïve et presque extatique, comme cela avait lieu au temps des Grecs.

Dans le premier cas, c'est souvent ce qui se passe avec celles qui lui sont le plus proches – femme, fille, sœur, mère, etc. Dans le second, c'est quelque chose qui, un beau jour, va l'assaillir en le foudroyant comme l'éclair. Soudain, au hasard d'une rencontre, il va tomber « follement » amoureux d'une belle inconnue, qui va faire basculer sa vie et renverser en son contraire la manière dont l'homme a vécu jusqu'à cet instant. Il est alors comme ébloui et hypnotisé. La femme sur laquelle porte la projection massive est alors indûment surévaluée et devient celle entre les mains de laquelle il va s'abandonner entièrement, pour vivre ce qu'il croit être une fascinante histoire d'amour.

La littérature et le cinéma abondent en exemples de cet ordre. C'est le cas de l'honorable professeur de *L'ange bleu*[1] qui se transforme en un clown pitoyable par soi-disant « amour » pour une danseuse de cabaret. C'est aussi le thème de la *Lulu* de Wedekind qui a inspiré de nombreuses œuvres dont le film de G.W. Pabst[2]. C'est encore celui de la célèbre *Vénus à la fourrure* de Sacher-Masoch dont le héros, philosophe, s'abandonne à la volupté de se faire humilier, dans une entière dévotion à sa création imaginaire à qui il prête toutes les vertus.

> Et c'est aussi ce qui s'est passé pour Ugo, ce fils d'émigrés portugais élevé à la dure (voir le chapitre 10, page 89). Julia, qui est musicienne, n'a pas de nom lorsqu'il en parle. Elle est seulement une pure incarnation

---

1. *L'ange bleu*, film de J. von Sternberg avec Marlène Dietrich (1930).
2. *Loulou*, film de G. W. Pabst avec Louise Brooks (1929).

de la délicatesse et de la sensibilité. Ugo dit d'elle qu'elle est « sa violoniste » montrant bien par là qu'il s'agit d'une simple image, construite sur mesure pour venir s'encastrer dans son manque. Ugo ne peut en aucun cas se satisfaire d'une femme « ordinaire ». Il lui faut une déesse, belle, mystérieuse, talentueuse, à laquelle il puisse vouer un culte et devant laquelle il puisse se prosterner avec ferveur.

En miroir, cela donne à Ugo à la fois une illusion de puissance, surtout au regard des autres hommes, et une vulnérabilité infantile, une dépendance totale, face à celle qu'il investit d'un tel pouvoir. Mais parallèlement, celle-ci n'existe pas comme « personne réelle » mais seulement en tant que « porte-fantasme » issu de son inconscient. Elle est là uniquement pour remplir le vide de féminin qu'il ne parvient pas à combler, par et pour lui-même.

Être possédé par l'anima

La notion d'*anima* telle que Jung l'a définie contient un double aspect dont ses écrits ne parviennent pas toujours à rendre clairement compte.

Elle correspond, d'une part, à la capacité relationnelle de l'homme, à ce que l'on pourrait résumer par le monde de l'intériorité, de la réceptivité, des émotions et du « sentiment » et, d'autre part, à l'archétype du Féminin avec son côté dur, impersonnel, séducteur et fascinant, que ce soit sous son aspect positif comme dispensatrice d'éros et de vie ou sous celui destructeur et mortifère de femme fatale. Lorsque l'homme se laisse prendre par la puissance de telles images, il est alors véritablement « possédé », confronté à quelque chose qui l'envahit littéralement et peut le conduire jusqu'aux frontières de la folie.

Ceci est généralement ce qui se passe lorsque nous tombons sous l'effet d'un archétype qui déconnecte le moi de sa fonction différenciatrice et le « possède », c'est-à-dire le met en « stand-by », transformant le sujet en une véritable marionnette. La projection de l'archétype de l'*anima* sur une femme fait ainsi s'imaginer à l'homme que celle-ci va l'initier à l'Amour et lui ouvrir grand les portes de l'éros, tout comme Aphrodite était censée le faire au cours des mystères consacrés à son culte dans l'Antiquité.

Mais à l'inverse, il peut aussi se sentir menacé ou traqué par celle-là même dont il était auparavant éperdument amoureux et s'enfuir très loin de peur qu'elle le détruise.

> Jacques, agrégé de mathématiques, est âgé d'une cinquantaine d'années. Sa compagne a quinze ans de moins que lui. Ébloui par sa beauté et son sex-appeal qui attire tous les regards, Jacques décrit sa compagne comme une femme « somptueuse » et aime à se pavaner avec elle dans les rues de la ville. Une nuit, suite à une violente dispute et en proie à la panique, il s'enfuit pour se réfugier dans un cabanon perdu dans la campagne avoisinante. Il y reste terré plusieurs jours, terrorisé à l'idée que sa compagne ne le découvre et vienne le tuer.

C'est ainsi qu'en *état de possession par l'*anima, certains hommes, fréquemment autour de la cinquantaine, n'hésitent pas à abandonner femme et enfants, pour partir avec une autre femme souvent plus jeune qu'eux. Ceci a généralement lieu au moment où précisément quelque chose en eux devrait changer et se réaménager. Mais plutôt que de vivre cette transformation « intérieurement » par une réelle mise en question de leur vie et une réorganisation psychique, ils l'agissent concrètement dans la réalité extérieure. Ce faisant, ils succombent à la projection qui leur fait miroiter un monde d'illusions et de plaisirs charnels qu'ils n'avaient jamais cru bon satisfaire jusque-là, auprès d'une épouse souvent reléguée au respectable statut de gestionnaire du foyer. Autant dire de « mère », qui plus est souvent encore porteuse, comme dans l'enfance, des qualités négatives de l'*anima*.

Car comme tout archétype, celui du Féminin joue sur deux pôles opposés dans le psychisme de l'homme. Deux pôles qui peuvent se décliner de multiples manières. Par exemple :

- *Vénus* et la *femme fatale*, l'une initiatrice à l'Amour, l'autre conduisant vers la déchéance et la mort ;

- la *maman* et la *putain*, l'une virginale et intouchable, l'autre qui égare sur les chemins de la perversion ;

- la *Déesse* et la *femme profane*, la première permettant de relier l'amour au sacré, la seconde sage et terre à terre gardienne du foyer.

Anima, *femme et Féminin*

À l'inverse, il arrive que des hommes soient identifiés à l'*anima*, c'est-à-dire qu'ils fusionnent et se confondent avec la part féminine de leur inconscient. Ils perdent alors leur masculinité pour devenir féminoïdes, parfois jusqu'à la caricature.

Du fait qu'il s'agit d'un archétype de l'inconscient collectif, l'*anima* existe donc également dans l'inconscient de la femme. Non pas, comme chez l'homme, en tant qu'instance qui s'oppose au conscient. Mais plutôt comme l'empreinte d'un Féminin éternel, sorte de mémoire collective de toutes les expériences féminines ayant existé depuis les débuts de l'humanité et qui relève de l'essence même de la femme. C'est de ce Féminin archétypique qu'émanent les dispositions fonctionnelles propres à sa nature féminine. Au tout début il est porté par la mère mais aussi par la grand-mère. D'où des rapports mère-fille souvent faits d'une fascination réciproque en chaîne où amour et haine sont étroitement imbriqués. Rapports qui se révèlent être d'une tout autre complexité que la seule rivalité œdipienne qu'ils n'excluent nullement et qui vient s'y rajouter plus tardivement.

Il peut aussi parfois arriver qu'une femme soit identifiée à cet Éternel féminin dans une adhésion inconsciente au désir d'un homme qui la tient comme captive dans ses propres représentations inconscientes. Ceci provient généralement de la relation que cette femme a eue avec un père qui, depuis son plus jeune âge, l'a mise malgré elle dans la position d'être la représentante vivante, c'est-à-dire « d'incarner » sa propre *anima*. Ce type de femme est communément appelé « femme *anima* » et il émane souvent d'elle beaucoup de charme et de mystère. Mais ces femmes ne peuvent exister hors du désir d'un homme et ont beaucoup de mal à développer pour elles-mêmes leurs propres potentialités inconscientes et leur créativité. Même lorsqu'elles ont beaucoup de talent, elles se sentent cependant vides intérieurement s'il n'y a pas le regard d'un homme pour leur donner le sentiment d'exister. Hors de ce regard, elles ont l'impression d'être sans valeur et sombrent aisément dans l'angoisse, la dépression et le néant.

D'autres peuvent aussi être prises par la projection de cet Éternel féminin que leur mère leur demande inconsciemment d'incarner pour elle. Elles en sont tout autant prisonnières que les précédentes car jamais véritablement reconnues pour ce qu'elles sont et doivent se consacrer entièrement au culte narcissique de cette mère plutôt qu'accomplir leur propre destin. Ces femmes sont prises dans une homosexualité inconsciente avec leur mère et ont souvent beaucoup de mal à construire leur propre vie de femme, hors du désir de cette mère.

> La mère de Christelle a toujours eu une grande photo de sa fille encadrée et accrochée au mur de sa chambre, alors qu'elle n'en a pas de ses autres enfants. Il est vrai que Christelle est particulièrement belle. Une beauté délicate qui fascine sa mère qui, en un temps, a été une très belle femme elle aussi. Elle aurait certes pu devenir mannequin ou actrice de cinéma. Cette injustice criante que fait la mère vis-à-vis de ses autres enfants crée des problèmes entre eux. Ainsi, Christelle est désormais fâchée avec sa sœur aînée. Christelle et sa mère sont dans un jeu de miroir dont Christelle a du mal à sortir, elle est comme captée par elle, sans volonté, comme si ses forces lui échappaient quand elle veut s'engager quelque part. De tous les hommes qu'elle rencontre, aucun ne lui convient jamais car elle a peur de nouer une véritable relation avec l'un d'eux, qui sera immédiatement critiquée par sa mère. Christelle doit rester « l'objet » à la disposition de sa mère. Sa vie n'existe pas.

Un autre type d'homosexualité féminine peut aussi s'expliquer par la fascination que certaines femmes éprouvent inconsciemment pour l'*anima* en tant qu'archétype du Féminin. De la même manière que l'homme, une femme fascinée par l'*anima* peut également être « éblouie » au point de se laisser subjuguer par la projection qu'elle va en faire sur une autre femme. Sous cette emprise, elle peut, à l'occasion, elle aussi, abandonner mari et enfants pour aller vivre un sublime amour avec la Déesse.

Chapitre 12

Comment se manifeste l'*animus* ?

La contrepartie sexuelle de la femme, son monde intérieur qui est l'opposé du conscient féminin et qui le compense s'appelle *animus*. Le terme signifie « esprit » en latin. Il s'agit pour la femme de son masculin inconscient, resté généralement immature et archaïque. Comme l'homme avec l'*anima*, elle doit apprendre à développer son *animus* pour devenir un être « entier ».

> Marie rêve qu'elle doit préparer un spectacle de danse avec ses élèves. Une de ses collègues pose sur la table un livre intitulé *La domination du phallus*. Elle se dit que ce thème va être difficile à danser, car si les hommes nous possèdent et nous dominent, il va falloir mettre en scène des femmes soumises et malheureuses.

Nous voici donc à nouveau dans des stéréotypes liés au genre, bien que nous soyons au XXIe siècle et que Marie n'ait pas encore trente ans.

Dans son rêve, les stéréotypes culturels sont clairement énoncés : les hommes possèdent et dominent les femmes et celles-ci doivent en retour se mettre en scène, soumises et malheureuses. Ce qui n'est pas aisé pour une jeune femme intelligente et cultivée.

En effet, Marie a fonctionné jusqu'alors, du moins en apparence, selon ce schéma : soumise à l'homme et, si ce n'est malheureuse, en tout cas pas véritablement heureuse de cette situation. Mais elle est précisément en train de se rendre compte qu'elle ne peut plus continuer ainsi, sous peine de passer à côté de sa vie. C'est une prise de conscience importante pour elle. Un moment où elle doit cesser d'être la moitié d'elle-même pour prendre contact avec la part négligée et non différenciée de sa personne qui doit lui offrir une autre manière d'être en rapport avec l'homme, la vie et la société.

Vertus et noirceurs de l'animus

L'*animus* « personnifié » n'est pas un homme réel mais une sorte de dieu ou demi-dieu des temps modernes : acteur célèbre, chanteur, professeur, vedette de la télévision et toute sorte de « grand homme » ou autre porteur de l'autorité[1].

> Célia a onze ans et est entrée en cinquième. Depuis le début de l'année, elle adule son professeur de sciences (SVT), un homme d'une trentaine d'années, qui est aussi le professeur principal de sa classe. Chaque fois qu'elle a eu un cours avec lui, elle rentre à la maison les yeux brillants et prend un plaisir évident à faire des recherches pour lui, sur la formation des roches sédimentaires, l'appareil respiratoire des animaux ou les ressources géologiques.

---

1. Dans son livre, *Femmes de dictateurs*, Perrin, 2010, Diane Ducret dit qu'Hitler a reçu plus de lettres d'amour que les Beatles et Mick Jagger réunis.

Comme nous le voyons à travers l'exemple de Célia, et à cet âge charnière, l'*animus* est ce qui ouvre à la « connaissance », à la « réflexion » et au monde. C'est généralement le père ou le substitut paternel qui sert de premier contenant à l'*animus* car, dans la famille, c'est habituellement lui qui est reconnu comme l'acteur de la vie sociale. Mais il peut arriver, dans certains cas de défaillance ou d'inexistence paternelle, que ce soit aussi le masculin de la mère qui s'y substitue. Lorsque le père est absent par exemple ou plus simplement soumis à sa femme et que ce n'est pas lui qui « porte la culotte », dans le cas aussi des mères qui élèvent seules leurs enfants ou celui d'un couple homoparental. Par la suite, comme pour Célia, ce sera une autre figure plus emblématique sur laquelle sera projeté l'*animus*.

Lorsqu'il est rendu conscient, et sur son versant positif, l'*animus* est un « logos[1] » qui apporte à la femme une capacité de réflexion, de délibération et de connaissance de soi lui permettant à la fois d'être créative et de s'inscrire dans le social. Il lui donne le désir et la possibilité de sortir de son seul rôle de génitrice et de femme au foyer, afin de s'intégrer à la vie de la société, y apporter sa contribution et y jouer son rôle. Tout comme l'*anima* pour l'homme, l'*animus* sert de médiateur entre le conscient et l'inconscient et permet à la femme un accès à ses arrière-plans obscurs. Il est donc ainsi un élément unificateur entre soi et l'autre, tout comme entre le moi féminin et l'autre en soi, c'est-à-dire l'inconscient.

---

1. En grec : verbe, parole.

Dans le cas de Marie, il est question de la « domination du phallus », c'est-à-dire d'une entité divine vénérée par les hommes de l'Antiquité comme un symbole de force et de puissance, comme une semence. Autant dire d'un masculin extrêmement archaïque, qui n'a même pas encore forme humaine et qui était, à l'époque antique, plutôt lié aux rituels de fertilité des Déesses Mères.

> Marie vit en couple avec Raphaël depuis huit ans. Elle fait bonne figure auprès de ses amis et de sa famille, affichant une mine souriante en toutes circonstances. Pourtant, Marie ne se sent pas épanouie. Son mari s'en prend régulièrement et de plus en plus souvent à elle. Il se moque de sa bonne humeur, de sa naïveté, dénigre son travail, et critique sa famille qu'il juge « tordue ». Marie ne répond pas à ses attaques, et le laisse dire. Par ailleurs, elle prend matériellement en charge les dépenses de leur couple, allant jusqu'à cumuler deux emplois pour les faire vivre tous les deux. Il en va de même pour l'éducation des enfants, dont elle définit seule les principes.

Dans sa vie de couple et consciemment, Marie est comme une petite fille vis-à-vis de son mari. Mais inconsciemment, elle est en fait dans une position de toute-puissance, semblable à celle des Grandes Déesses, interdisant à l'homme toute existence en tant qu'homme.

Lorsqu'une femme est dans une configuration inconsciente du type de celle de Marie, il n'y a pas de relation de couple possible. Car soit elle fait de l'homme une sorte de Zeus à vénérer, un dieu tout-puissant autoritaire et violent avec lequel elle entretient des relations de type sado-masochistes, soit elle est elle-même, intérieurement et inconsciemment, ce despote qui refuse à l'homme tout accès à sa masculinité et le réduit à l'état d'enfant ou de simple objet sexuel. Souvent alternativement l'un et l'autre, comme nous le voyons dans le cas de Marie. Ainsi, il ne peut y avoir ni relation homme-femme véritable, ni amour. Seul un rapport de pouvoir destructeur agit alors le couple.

Animus et volonté de puissance

Depuis un siècle, la société a changé et les femmes ont désormais accès à l'éducation au même titre que les hommes. Ceci était rarement possible pour les femmes de l'époque de Jung. Elles peuvent aujourd'hui exercer la plupart des professions que les hommes exercent, même si c'est encore à moindre salaire. Mais le revers de cette évolution est parfois une « identification » à l'*animus* qui masculinise la femme et lui fait perdre son « sentiment » et les vraies valeurs féminines, auxquelles se substitue souvent un désir de puissance.

Françoise a quarante-cinq ans. C'est une belle femme, charismatique, qui occupe le poste de chef de service dans un hôpital. Elle fait preuve d'une grande autorité avec son équipe et est pressentie pour succéder au directeur de l'hôpital, qui doit bientôt partir à la retraite. Voici le rêve qu'elle fait un jour.

Françoise se retrouve avec le groupe d'amis qu'elle avait lorsqu'elle était étudiante. Les filles marchent devant tandis que les garçons sont derrière. L'une des filles lui dit que les garçons sont en train de faire des commentaires sur elle et que l'un d'eux se demande pourquoi elle est belle et propre par-devant, mais si négligée par-derrière. Intriguée, elle s'arrête, quitte sa veste et s'aperçoit que

> celle-ci est en effet pleine de taches dans le dos. Elle
> remarque aussi qu'il y a une fermeture éclair qu'elle
> n'avait jamais vue dans la doublure. Elle l'ouvre et y
> découvre entassées des glaces au chocolat qui sont en
> train de fondre. Elle s'étonne qu'elles n'aient jamais
> fondu jusque-là.

Françoise regarde toujours « droit devant » et a du mal à se
retourner sur elle-même, c'est-à-dire à se remettre en question personnellement, ce qui n'est pas sans poser de graves
problèmes avec ses collègues et le personnel de son service.
De plus, la veste qu'elle porte dans le rêve est une épaisse
veste d'homme qui la protège du froid mais, d'une part,
c'est l'été, rendant la veste totalement inadaptée, et d'autre
part elle ne porterait jamais un tel vêtement dans la réalité.

Dans la vie, Françoise est une femme travailleuse, responsable et ambitieuse. Elle s'affiche plutôt élégante et
« féminine ». Mais son rêve révèle en fait une tout autre
personne. Une femme qui a endossé une épaisse protection
« masculine », qui n'est, semble-t-il, pas très attirante aux
yeux de l'homme qui l'interpelle mais qu'elle ne parvient
même pas à entendre. Une femme qui, de plus, ignore son
immaturité, avec ses glaces au chocolat enfouies dans sa
doublure. Immature mais aussi froide probablement, c'est-
à-dire sans « sentiment » même si la glace commence à
fondre...

Pour accéder à son ambitieux projet professionnel, toute
une partie d'elle-même a dû être reniée et mise de côté. En
particulier tout ce qui a trait au plaisir et au corps. Avant
son mariage elle avait un certain succès auprès des hommes.
Ce n'est à l'évidence plus le cas aujourd'hui. Françoise

n'entend même pas celui qui lui parle, et, dans la réalité, son couple éclate : rien ne va plus avec son mari. Il est donc temps qu'elle arrête sa course effrénée, sa fuite en avant. Temps qu'elle fasse une pause et se retourne sur elle-même pour écouter la « femme » qui l'alerte à ses côtés.

C'est ainsi que Françoise découvre qu'elle est vêtue comme un homme, et qu'elle se comporte aussi comme un homme. C'est-à-dire que, sans qu'elle en soit consciente, un aspect d'elle-même est devenu « homme ». Elle en est très étonnée et contrariée car elle se pensait, au contraire, très féminine, avec ses vêtements finement coupés, son maquillage étudié, sa coiffure et ses ongles toujours bien faits.

Mais dans sa quête de reconnaissance sur la scène sociale qui passe en effet par « l'intégration » du masculin, sans s'en rendre compte, Françoise s'est en fait « identifiée » à ce masculin. Elle en a revêtu l'habit, au lieu de l'intégrer à son moi féminin pour l'enrichir d'une autre dimension.

Il s'agit là d'un phénomène qui se produit de plus en plus fréquemment chez les jeunes femmes d'aujourd'hui. En cherchant à s'adapter et à s'ajuster aux codes masculins qui régissent le monde du travail, elles finissent par perdre une part de leur nature féminine pour s'identifier à la puissance masculine. De sorte que cette liberté nouvelle, qui est un progrès certain pour la femme moderne, représente par la même occasion un véritable danger pour son équilibre et son évolution profonde si cette mutation n'a pu véritablement se vivre comme un élargissement de la conscience, mais est au contraire une situation qui l'ampute d'une part d'elle-même.

Cette liberté, que, comme Françoise, une grande partie des femmes d'aujourd'hui semble avoir acquise non sans mal, peut certes être considérée comme une conquête importante de leur part. Mais en réalité, pour beaucoup d'entre elles, il ne s'agit pas du fruit d'un processus d'évolution « individuel » et « individuant ». Il s'agit au contraire d'une adaptation du conscient de la femme à de nouvelles « normes collectives ». Et cette adaptation passe, dans la plupart des cas, comme nous venons de le voir avec Françoise, davantage par une « identification » du conscient de la femme au masculin plutôt que par la différenciation et l'« intégration » de son masculin inconscient par sa conscience féminine.

À propos de la réapparition du port du voile dans un pays laïque comme la Tunisie, une philosophe tunisienne, sans du tout utiliser les termes jungiens, fait une analyse tout à fait semblable de ce récent phénomène collectif. Elle considère en effet qu'il s'agit davantage d'un effet pervers de la modernité et d'un masculin inconscient oppresseur du féminin qui refait surface sur un mode collectif, plutôt que l'expression d'une véritable liberté intérieure de la femme tunisienne moderne[1].

L'*animus* dont il s'agit ici ne joue donc pas le rôle d'intermédiaire entre conscient et inconscient. Il ne permet pas non plus de « mettre en lien » mais, au contraire, il coupe la femme de sa relation à l'inconscient, à sa nature féminine et à l'homme par la même occasion, comme cela apparaît très bien dans le rêve de Françoise.

---

1. H. Béji, *Islam pride, derrière le voile*, Gallimard, 2011.

« À *la toute-puissance et à la brutalité des convictions collectives (l'être humain) n'a rien d'autre à opposer que le mystère de son âme vivante*[1] », dit Jung.

Être possédé par l'animus

Il n'y a rien de plus dangereux que d'être possédé par un archétype. Et, de la même façon que l'homme possédé par l'*anima* peut être poussé aux frontières de la folie (voir le chapitre 11, page 105), la femme possédée par l'*animus* peut, elle aussi, être conduite à de telles limites.

> Barbara, une quadragénaire dotée d'une grande intuition et professeur de yoga, débarque à Delhi plus ou moins en rupture avec son milieu et en quête d'elle-même. Dès son arrivée, elle est aussitôt très impressionnée par la densité de la ville où tous ses sens sont d'emblée fortement sollicités. Le bruit, la chaleur, les odeurs, les saveurs, les couleurs, la vision des femmes en saris et des hommes enturbannés… Un monde autre. Après un périple dans la région, elle se rend à Agra pour visiter le Taj Mahal, un mausolée de marbre blanc construit par un empereur moghol en mémoire de son épouse regrettée et toujours adorée. Une fois encore, Barbara est impressionnée par la beauté magique du lieu et, la nuit qui suit, elle fait un rêve.
>
> « Je suis profondément endormie quand, par la fenêtre de ma chambre, pénètre le dieu Shiva qui s'élance sur mon lit et s'accouple avec moi. Notre étreinte est d'une telle intensité que je me réveille hébétée et en nage. »
>
> Les jours suivants, Barbara demeure comme envahie par la vision de son rêve, dans une sorte d'extase et de bien-être absolu, comme si elle était « tombée amoureuse ».

---

1. C.G. Jung, *Mysterium conjunctionis*, tome 1, *op. cit.*, p. 214.

> Cet état prend fin le quatrième jour où, terrassée par une forte fièvre, Barbara doit être hospitalisée puis, quelques jours plus tard, rapatriée dans son pays.

L'irruption brutale de cet « autre » masculin dans la vie de Barbara et de cet « autre aspect » d'elle-même, ignoré jusque-là, que sont d'une part le monde enivrant des sensations et d'autre part le vécu intensément érotique d'un rapport homme-femme à travers son « expérience » onirique, a été beaucoup trop intense pour elle, qui avait gardé toutes ces choses bien à distance.

Certes, sans le savoir vraiment, c'était bien cela qu'elle était allée chercher si loin. Mais son psychisme n'a pu supporter la violence d'une telle révélation et, faute d'entrer dans la folie, ce qui a failli lui arriver, c'est son corps qui a pris en charge l'explosion de ses portes blindées. De telle sorte qu'elle est tombée malade et a dû être rapatriée en de moins brûlants territoires.

Après cette expérience, il a fallu plusieurs mois à Barbara pour parvenir à comprendre que ce qu'elle était allée chercher en Inde était la rencontre avec son monde intérieur, qui lui était resté si lointain jusqu'à ce jour. « L'autre » en elle-même, ses forces spirituelles symbolisées ici par le dieu Shiva qui vient la prendre de force dans son sommeil. Elle n'y parvient qu'au terme d'un intense et douloureux travail de différenciation et d'intégration du contenu de son rêve.

Chapitre 13

Le Soi : être entier

Le Soi… représente le but de l'homme total, à savoir la réalisation de sa totalité et de son individualité, avec ou contre sa volonté[1]

Nous avons vu précédemment à propos du « devenir conscient » que le centre de la personnalité totale, qui ne doit pas être entendue dans le sens d'une personnalité « parfaite » mais dans celui d'une personnalité qui englobe conscient *et* inconscient, n'était pas le moi mais le Soi.

La voie du Centre

Durant les difficiles années qui vont de 1913 à 1919, non seulement Jung se mit à dialoguer avec la part féminine de sa psyché mais il se mit également à dessiner, à sculpter et à peindre.

Chaque jour il dessinait des formes rondes sur un petit carnet jusqu'à ce qu'il en vienne à constater qu'au fil des jours, ces formes se transformaient selon l'état psychique dans lequel il se trouvait. Il sentit aussi que, face au chaos qui souvent l'assaillait durant cette période, ce qu'il dessinait ainsi lui permettait de retrouver le calme et de se recentrer.

---

1. C.G. Jung, *Réponse à Job*, Buchet/Chastel, 1977, § XVIII, p. 219.

Il lui parut alors que quelque chose de central s'exprimait à travers ses dessins. Que ces formes le représentaient lui-même dans sa « totalité », totalité qui, selon l'état dans lequel il se trouvait intérieurement, s'exprimait de manière différente : entière ou altérée. De sorte qu'il en vint à supposer que ces formes rondes ou quaternaires qu'il dessinait spontanément étaient des mandalas[1], ces figures concentriques très courantes dans tout l'Orient, généralement en lien avec une divinité et qui servent de support à la méditation.

C'est ainsi que Jung fit l'hypothèse d'un centre de la personnalité de nature archétypique, « *véritable axe de croissance*[2] » du psychisme dont il dit qu'il est le plus intime en chacun et le plus collectif en tous[3] et qu'il appela le Soi.

Plus grand que le moi

Il est difficile de parler de ce centre de la personnalité en termes simples qui ne soient pas en même temps simplificateurs, car il s'agit là de l'une des idées les plus complexes de Jung.

Comme tous ses concepts, et le Soi peut-être plus encore que tous les autres, il s'agit de facteurs psychiques que l'on ne peut réellement appréhender qu'à travers l'expérience que l'on en fait. C'est la raison pour laquelle ils ne peuvent

---

1. Mot sanskrit signifiant cercle.
2. E.G. Humbert, *in* André Virel, *Vocabulaire des psychothérapies*, Fayard, 1977, p. 304.
3. E.G. Humbert, *L'homme aux prises avec l'inconscient*, Retz, 1992, p. 151.

être détachés de la manière dont Jung les a découverts. Car comme nous le disions au début de cet ouvrage, les concepts jungiens ne sont pas des entités abstraites mais des concepts « empiriques » qui se rapportent tous à une expérience intime doublée d'un éprouvé et d'un ressenti.

Il y a donc deux manières différentes d'appréhender le Soi qui correspondent à ses deux aspects :

- d'une part, l'aspect purement *conceptuel*. Le Soi est un concept « hypothétique » qui, pour l'instant du moins, ne peut être prouvé ou démontré scientifiquement ;
- d'autre part, le Soi *empirique*, c'est-à-dire « l'expérience » que peuvent en faire les individus par un effet de centration, à certains moments de désorientation ou de réorientation de leur vie. Mais aussi, et d'une manière plus générale, à travers les symboles très répandus qui partout le représentent, que ce soit dans certains rituels, dans certaines cultures ou dans les rêves, les imaginations et les œuvres d'art.

Pour Jung, le Soi est donc l'archétype central de l'organisation et de la totalité de l'homme. C'est l'organisateur des « organisateurs », qui préside aux grandes étapes de la transformation psychique, le concept clé de sa théorie et de sa démarche analytique.

Le Soi est ce vers quoi l'on tend toujours et le but jamais atteint de la vie, à la fois en relation et opposé au moi. C'est-à-dire opposé à la personnalité consciente qu'en même temps il inclut car il est beaucoup plus vaste qu'elle et la transcende. Il est en quelque sorte la quintessence de l'individu.

Sur un plan théorique, c'est une instance hypothétique et paradoxale, un « concept limite » qui représente l'unification « virtuelle » de tous les opposés qui sont en chacun de nous : masculin-féminin, positif-négatif, corps-psyché, matière-esprit, etc. Ceci dans le sens où, comme nous l'avons vu, la démarche jungienne consiste avant tout en un « devenir » conscient par un travail de « différenciation » de ces opposés, c'est-à-dire de reconnaissance et d'intégration par le moi, de ce qui cherche à émerger de l'inconscient et vient, par là même, s'opposer au conscient.

- Soit que cela ait été refoulé à un moment de l'existence parce qu'indésirable et inacceptable par le conscient : faute, honte, culpabilité, etc.

- Soit parce que cela vient contrecarrer mon désir conscient et la « volonté » de mon moi comme nous l'avons vu de l'ombre ou de l'*anima* et de l'*animus* par exemple.

- Soit parce que cela émerge spontanément de l'inconscient sous forme d'un symbole par exemple, comme quelque chose de totalement inconnu du moi et auquel celui-ci a à se confronter et à se soumettre comme une exigence venant d'ailleurs dont il n'est pas maître.

Jung précise que le Soi est une instance « vide », ce qui ne signifie pas pour lui qu'il y ait un « manque » ou une « absence » mais que nous avons plutôt à faire à un « inconnaissable ».

C'est en ce sens qu'il dit aussi dit que « *l'expérience du Soi représente une défaite de l'ego*[1] » qui met radicalement en cause

---

1. C.G. Jung, *Mysterium conjunctionis*, tome 2, *op. cit.*, p. 351.

« *les identifications et les projections egotiques*[1] ». Car le Soi n'est pas le moi mais une instance structurante et organisatrice beaucoup plus vaste que lui, dont la prédominance finit toujours par s'imposer, que le moi le veuille ou non.

Les symboles du Soi

Le Soi se représente souvent sous des formes rondes, des cercles, des carrés. Tout comme le mandala, le cercle est une image de totalité qui, en même temps, est aussi toujours une image de la divinité. Jung explique que, de même que les jésuites ont traduit Tao par Dieu, de même on peut définir le vide du centre par Dieu. Il s'agit là d'une idée très ancienne qui remonte à une période bien antérieure à notre ère. Jung montre qu'elle s'exprimait déjà en Égypte et chez Parménide au VIe siècle av. J.-C[2]. L'historicité de ce symbole le conduit à faire du Soi une idée qui reflète toutes les images de totalité et d'unité quelles qu'elles soient et plus particulièrement celles contenues et utilisées dans les religions monothéistes ou autres systèmes monistes[3].

Ainsi, outre les formes rondes, le Soi peut aussi se manifester sous d'autres formes symboliques comme celles d'une île, d'une cathédrale, d'un enfant, d'un être sage ou de nature éternelle comme le Christ ou Bouddha, etc. Jung considère que, dans nos sociétés occidentales, le Christ est « *l'analogie la plus proche du Soi et de sa signification*[4] » au

---

1. E.G. Humbert, *in* André Virel, *Vocabulaire des psychothérapies, op. cit.*
2. C.G. Jung, *L'âme et le soi, op. cit.*, p. 99.
3. C.G. Jung, *Aïon, op. cit.*, p. 48.
4. *Ibid.*, p. 59.

même titre que l'Atman en Inde ou le Tao en Chine. Pour lui, l'image de la crucifixion du Christ *entre les deux larrons* est le symbole qui représente le fait que le développement de la conscience ne peut se faire sans « la crucifixion du moi, *c'est-à-dire sa suspension torturante entre des opposés inséparables*[1] » du fait que ce qui est opposé au moi constitue toujours une menace pour sa suprématie.

Cet aspect est extrêmement important car cela signifie que, d'une part, aucun symbole du Soi ne parviendra jamais à jouer pleinement son rôle de centration et de réorganisateur du psychisme tant que l'individu n'aura su, tout d'abord et en conscience, faire face à sa propre négativité. Car il peut parfois être tentant de détourner une notion comme celle du Soi au profit du narcissisme en mettant le Soi au service d'objectifs exactement inverses à celui qui est le sien : l'unification de la personnalité. Du fait que ces symboles sont toujours chargés d'une énergie puissante, il n'est pas rare, lorsqu'ils apparaissent, de se laisser « posséder » par eux. Soit en s'y identifiant, et dans ce cas au lieu d'être « crucifié » le moi élimine la tension opposée et « se prend » alors pour le Soi – autant dire pour Dieu. Soit en se laissant fasciner par la projection que le sujet va en faire à l'extérieur, ce qui paralyse son moi et le déconnecte de ses capacités de discernement.

L'identification du moi au Soi met le sujet en situation de toute-puissance et l'enferme dans l'imaginaire. Cet état peut être très dangereux autant pour l'individu dont le moi

---

1. *Ibid.*, p. 59 (souligné par Jung).

est identifié au Soi que pour celui ou ceux qui l'entourent, tous deux étant de part et d'autre, mais de manière différente, sous la même emprise.

C'est ainsi que fonctionnent les « gourous » en tout genre, de même que le pervers narcissique. Ce dernier provoque bien des ravages, en termes de destruction psychique et de stérilisation de la créativité, chez ceux qu'il parvient à capter dans ses rets. Mais il faut bien comprendre que ce à quoi lui-même s'identifie est précisément ce qu'il représente et incarne pour ses « victimes ». C'est-à-dire l'image de la Totalité, avec l'aura de divinité qui l'accompagne et qui, de fait, les fascine. Ceci explique que ses « victimes » le laissent faire et manquent tellement de discernement envers lui, du fait même de la « déconnexion » de leur moi due à la fascination. Car le pervers tue la pensée de l'autre, ce qui peut parfois donner l'impression que les « victimes » sont « consentantes ».

Ce sont là les ressorts de tous les despotismes, qu'ils soient politiques, religieux, professionnels ou domestiques. D'où l'extrême importance de savoir repérer « à l'intérieur » de soi la poussée qui s'exerce vers la totalité et l'autonomie. C'est une poussée qui ne manque jamais de se manifester un jour en chacun, et il est alors important de lui permettre de se développer « en soi », sans s'y identifier ni l'expulser à l'extérieur de soi en demandant à un autre de l'incarner à notre place. Sans la « pervertir » donc, car reconnue ou méconnue, consciente ou inconsciente, elle agira de toute façon, avec ou contre nous. Jung dit que dans ce cas cela peut prendre parfois la forme d'un « destin ».

Le processus d'individuation

Jung appelle la relation qui s'instaure entre le moi et le Soi dans un rapport dynamique de compensation, de complémentarité et de tension d'opposés, le *processus d'individuation*. C'est la « grande histoire » de la deuxième partie de la vie, la première étant essentiellement consacrée à nous « individualiser », c'est-à-dire à nous construire en nous adaptant au monde extérieur : grandir, faire des études, se faire une situation, fonder une famille, etc. Ceci ne signifie pas que le Soi ne soit pas actif dans la première partie de la vie mais il l'est d'une autre manière et de façon plus discrète car inconsciente.

Le processus d'*individuation* quant à lui est le processus de transformation intérieure qui permet la synthèse du conscient et de l'inconscient. C'est le processus par lequel on devient un « in-dividu », c'est-à-dire un être unique, entier et autonome.

Il répond à une dynamique interne qui s'ordonne autour du Soi et dont le centre n'est plus le moi comme dans l'individualisation de la première partie de la vie. Le processus d'*individuation* conduit à une organisation différente et surtout plus complexe de la personnalité et dans son but ultime à la confrontation avec le « vide » du centre, c'est-à-dire avec l'inconnaissable.

> Au terme d'une période difficile et chaotique où tout son monde s'était transformé, entraînant la perte de ses repères : naissance de ses enfants, mort prématurée de ses parents, divorce, etc., Julie, quarante ans, professeur des écoles, qui vit dans une sorte d'éparpillement et souvent dépassée par les événements, fait un jour le rêve suivant :

« J'arrive en Chine où je suis accueillie par un homme à la longue barbe pointue vêtu d'un grand manteau à la manière des anciens Chinois. Il tient entre les mains un livre, une sorte de vieux manuscrit, qu'il me tend cérémonieusement comme en cadeau de bienvenue. Derrière lui se profile un paysage immense et magnifique. Nous sommes tous deux seuls dans cette immensité où règne un grand silence. Je ressens une profonde paix intérieure. »

Au réveil, Julie est étonnée d'avoir fait ce rêve, qui tranche tellement avec sa vie du moment. Durant les jours qui suivent, elle constate que l'angoisse dans laquelle elle vivait en permanence s'est considérablement atténuée. Ce vieux Chinois qui l'accueille ainsi avec ce livre de sagesse comme cadeau de bienvenue dans un monde paisible correspond à un tout autre style de vie que celui qu'elle a eu jusqu'alors. À condition, bien sûr, qu'elle sache en mesurer l'intérêt et que son conscient accepte d'être à l'écoute de ce qui se présente ainsi à elle, l'apparition de ce vieux Chinois peut être l'annonce d'un changement important dans sa vie. C'est en tout cas ainsi qu'elle l'entend. Comme une sorte de promesse de l'inconscient qui symboliquement cherche à lui signifier l'entrée dans un monde autre qui lui était totalement étranger.

Il s'agit là typiquement d'un symbole du Soi qui annonce la réorganisation du psychisme à partir d'un nouveau centre qui ne sera plus le moi. Et comme le montre le rêve de ce nouveau centre, la perspective est immense et s'accompagne de calme et de paix.

Julie a su entendre le message de son inconscient car, à partir de ce rêve, lentement sa vie se recentre et se modifie. Petit à petit, elle devient moins angoissée, moins dispersée et beaucoup plus centrée sur son monde intérieur.

> Bientôt elle reprend les études d'architecture qu'elle
> avait interrompues pour se marier, de nombreuses
> années auparavant, lorsqu'elle était tombée enceinte.
> Cela lui permet de devenir ce qu'elle a toujours voulu être
> mais que les circonstances de la vie ont jusque-là empê-
> ché qu'elle soit. C'est-à-dire elle-même. Un être entier et
> autonome.

L'entrée en scène du Soi et le processus d'individuation qu'il enclenche recentrent l'énergie et la vie sur l'intérieur. Il se produit donc à ce moment une introversion de la libido qui va activer d'autres contenus inconscients, et provoquer une inversion des valeurs. Toutefois, cette introversion – tension des opposés et « crucifixion du moi » obligent – doit rester en relation avec le monde car l'individuation n'exclut pas la réalité extérieure et le monde, mais au contraire elle l'inclut[1].

---

1. C.G. Jung, *Les racines de la conscience*, *op. cit.*, p. 554.

Chapitre 14

Le milieu de la vie

*À midi commence la descente, déterminant un renversement
de toutes les valeurs et de tous les idéaux du matin*[1]

Comparant la trajectoire de notre vie à celle du soleil, Jung
se demandait pourquoi il n'existait pas de grandes écoles
pour enseigner aux quadragénaires la vie de demain
qui trop souvent après le « solstice » s'accompagne de
catastrophes, que ce soit sur le plan physique, psychique ou
conjugal.

Énantiodromie

Même si le Soi est présent et actif dès le début de la vie, il
n'entre cependant pas tout de suite en jeu de façon ouverte
car, pour le nourrisson et le jeune enfant, il est tout d'abord
porté par la mère[2]. C'est pourtant bien lui qui pousse au
développement psychique, aussi bien dans l'enfance qu'à

---

1. C.G. Jung, *Problèmes de l'âme moderne*, Buchet/Chastel, 1976, p. 234.
2. Voir à ce propos l'article de B. Allain-Dupré, « The Child's Side :
   Genealogy of the Self », in *Jungian Psychoanalysis*, Chicago and
   Lasalle, Illinois, Open Court, 2010.

l'âge adulte, aussi bien dans la première que dans la seconde partie de la vie.

Lorsque le moi se confond avec l'attitude externe et tourne résolument le dos à ce qui se passe dans l'inconscient, c'est-à-dire à ce qui émane du Soi, celui-ci va devoir forcer la porte. De sorte que, selon Jung, celui ou celle qui s'identifie à son attitude externe : *persona* virile, professorale, mère parfaite, séductrice, etc., deviendra un jour irrémédiablement la proie des processus internes.

Jung appelle ce phénomène « énantiodromie[1] ». Il exprime le retournement en son contraire de l'attitude consciente et la brusque apparition de la contre-position qui, dans l'inconscient, s'est construite en compensation par suite d'une position consciente beaucoup trop orientée dans une seule direction et au détriment de son opposé. L'exemple le plus connu est celui de la conversion de Paul de Tarse ou Saül dans la Bible[2].

> Paul était connu pour son caractère violent et intraitable et pour son intransigeance à l'égard des disciples de Jésus qu'il traquait et combattait avec férocité. Mais un jour qu'il marchait en direction de Damas, Paul fut fou-droyé par une lumière venue du ciel qui l'enveloppa de sa clarté. Il tomba à terre aveuglé et pétrifié et entendit une voix qui lui disait : « Saül, pourquoi me persécutes-tu ? » À partir de cette expérience, Paul se transforma alors *radicalement* et devint l'un des apôtres les plus fidèles de Jésus.

---

1. D'après Héraclite.
2. Voir *Les actes des apôtres*, 9/1-9, *in* la Bible de Jérusalem.

De la même façon, le rêve de Barbara a fait basculer sa vie dans le sens opposé (voir l'exemple page 119). S'il s'agissait dans le symbole de l'image du dieu Shiva, d'une image d'*animus*, elle était en fait fortement « contaminée » par celle du Soi. Elle en contient les qualités archétypiques les plus caractéristiques : émotion, intensité, divinité, conjonction d'opposés, pulsionnel, spirituel, etc. Face à cette irruption brutale, Barbara fut elle aussi « foudroyée » de la même manière que le fut le Paul de la Bible. Et elle faillit y perdre à la fois la vie et l'entendement car elle n'y était pas préparée. Il lui fallut de nombreux mois de travail analytique pour parvenir à distinguer ces deux images qui correspondaient à deux contenus psychiques différents – *animus* et Soi – et qui étaient aussi deux directions différentes à donner à son psychisme.

L'énantiodromie se produit dans les moments où s'impose un changement et tout particulièrement à cette charnière du « milieu de la vie » qui est le moment où le Soi cherche à prendre le commandement des opérations, et correspond au début du processus d'individuation. Un temps de remise en question et de transformation, en tout cas si l'on sait entendre de quoi il s'agit vraiment. Un moment où conscient et inconscient doivent impérativement entrer en relation afin que les énergies se rééquilibrent et que puisse s'exprimer l'autre versant de notre personnalité.

Comme pour Barbara ou Paul, l'énantiodromie se manifeste généralement à nous, tel un coup de tonnerre dans un ciel serein. Il s'agit d'une forte poussée de l'inconscient qui soudain fait irruption dans notre vie, nous déconcerte, nous tourneboule et veut ainsi nous forcer au changement. Si, à cette occasion, le message de l'inconscient n'est pas entendu pour ce qu'il est véritablement, cela peut prendre alors des formes parfois dramatiques. Cela peut par exemple déboucher sur des accidents graves ou des somatisations invalidantes : accidents de la route, AVC, infarctus, déclenchement d'une maladie, etc. Cela peut aussi se dire à travers des passages à l'acte intempestifs comme on l'a vu à propos de certains hommes notamment qui, au moment où il s'agit pour eux de s'ouvrir aux valeurs du « sentiment » et d'atténuer une rationalité glaçante et stérilisante, quittent brusquement femme et enfants pour convoler avec une autre femme. Ce que l'on appelle communément le « démon de midi ».

Premier amour

Le milieu de la vie est le moment où l'on fait le point avec soi-même, où l'on fait le bilan de sa vie lorsque commence la « descente » du soleil. De sorte que c'est aussi souvent inévitablement un temps de dépression. En effet nous devons alors renoncer à l'idée d'une jeunesse éternelle et abandonner certaines des illusions qui nous ont fait vivre jusque-là.

Souvent, nous n'avons plus tout à fait la même ardeur, et comble de malheur, rides et cheveux blancs commencent à poindre à l'horizon. Nous avons élevé de beaux enfants auxquels nous avons consacré toute notre énergie mais qu'avons-nous fait de nos talents ? Nous avons réussi une brillante carrière mais qu'en est-il de notre vie affective ? Nous mesurons le chemin parcouru et regardons parfois le temps passé avec nostalgie. Notre jeunesse est derrière nous et nous entrons dans une autre phase de la vie. Pour la plupart d'entre nous ce n'est pas facile à accepter.

Certains se repassent alors le film à l'envers et font appel, réellement ou fantasmatiquement, à leur premier amour. À celui ou à celle pour qui ils ont vibré si intensément, comme seule la première fois on sait vraiment le faire.

En effet, le premier amour représente le choix que l'on n'a pas fait, le chemin que l'on n'a pas pu, voulu ou osé prendre à un moment de notre vie pour aller dans une tout autre direction, ce qui a été laissé sur le bord de la route. C'est-à-dire un aspect de nous-mêmes qu'au bénéfice d'un autre, nous avons dû abandonner et qui est resté en jachère.

Symboliquement, le premier amour incarne donc ce « non-choix », ce « non-vécu ». C'est pourquoi certains partent à sa recherche, dans la réalité, pensant que c'est avec lui qu'ils vont pouvoir retrouver ce qu'ils n'ont encore jamais pu vivre.

Parfois, retrouver celui ou celle qui les avait fait vibrer si intensément vingt-cinq ou trente années plus tôt permet effectivement de se remettre en contact avec cette part d'eux-mêmes qu'ils ont, jusque-là, négligé de développer. Mais le plus souvent, cependant, il ne s'agit que d'un leurre. Car c'est à l'intérieur de soi que sommeillent les qualités incarnées par ce premier amour, et il nous appartient de les développer « en nous-mêmes » et non pas, une fois encore, d'en « déléguer » la responsabilité à un autre à l'extérieur de soi.

Aussi, lorsque le « premier amour » apparaît dans nos rêves ou dans nos pensées, il nous signifie toujours que quelque

chose de notre vie, et en particulier de notre vie pulsionnelle, doit changer. Un changement qui nécessite une réorganisation de notre vie affective et souvent aussi et surtout
de notre vie de couple.

> Caroline est juriste d'affaires. Elle fonctionne en mode
> binaire et de manière très rigide : noir/blanc, bien/mal.
> Depuis qu'elle est mariée, elle a toujours eu des amants
> en parallèle à sa vie conjugale, comme si elle avait cons-
> tamment été en quête de quelque chose que ne pouvait,
> à lui seul, lui apporter son mari, que par ailleurs elle aime
> beaucoup. À quarante-huit ans, elle fait le rêve suivant :
> « Je suis avec mon mari quand, par hasard, je rencontre
> Gérard, mon premier amour avec qui j'avais eu à seize ans
> une relation très passionnelle. Je suis émue de le revoir et
> lui souris timidement. Tout me revient soudain en
> mémoire. J'hésite un instant prête à basculer, à me jeter à
> son cou et lui dire que je l'aime et l'attends depuis tou-
> jours. Puis reprenant mes esprits, je prends tendrement la
> main de mon mari et nous continuons tous les deux notre
> chemin. En partant, je fais un signe affectueux à Gérard
> pour qu'il sache que je l'ai reconnu. »

Gérard est photographe, c'est un homme sensible, un artiste
et, à travers lui, ce que Caroline rencontre dans son rêve, ce
qu'elle « attend depuis toujours » est la part créative de sa
personnalité. Lorsqu'elle était jeune, en effet, Caroline
peignait et jouait du violoncelle, mais elle a tout abandonné
à son entrée au lycée sans jamais y revenir. C'est une parcelle
de son âme qu'elle a délaissée et cessé de cultiver.

Ce rêve la trouble beaucoup et Caroline pleure longuement
en le racontant. Une émotion qui revient de loin, qu'elle
avait confinée depuis l'adolescence. Elle dit qu'elle sait à

présent qu'elle n'aura plus jamais d'amant et que, bien que
leurs enfants soient en train de quitter la maison, c'est avec
son mari qu'elle doit essayer à présent de trouver une vie de
couple adulte et équilibrée correspondant à une véritable
maturité. Car ce qu'elle cherchait toujours « ailleurs » était
en fait cette partie d'elle-même abandonnée depuis longtemps. Sa sensibilité reléguée au fond de son inconscient
qui se rappelle soudain à elle, à travers le personnage de
Gérard. Elle sent combien il est difficile d'abandonner
l'illusion que ce soit l'autre qui vienne combler son
manque, mais c'est pour elle à présent un enjeu majeur,
celui d'entrer dans une autre phase de sa vie où chacun
s'assume et est un être « entier ».

Ce que Jung appelle le « solstice » de la vie est une étape
importante qui nous oblige à repenser notre manière d'être,
nos choix de vie, nos valeurs[1].

---

1. Voir sur le sujet le livre de L. von Benedek, *La crise du milieu de vie*,
    Eyrolles, 2010.

Chapitre 15

La synchronicité,
des coïncidences signifiantes

*Pour la psyché inconsciente... le savoir se trouve
dans un continuum spatio-temporel où
l'espace n'est plus l'espace et le temps n'est plus le temps*[1]

Jung s'est beaucoup intéressé au mythe de Faust qui a troqué son âme contre le pouvoir matériel de la science. Un mythe qu'il considérait comme étant celui de l'homme moderne, dont il déplorait qu'il ne puisse plus faire aujourd'hui l'expérience de l'occulte et de l'irrationnel. Ce sujet fut, dès le début, la première grande divergence entre Freud et Jung.

Au-delà et en deçà de l'espace et du temps

Beaucoup connaissent leur rencontre, rendue célèbre par un incident particulier et significatif de la personnalité des deux hommes.

C'était en 1909 à Vienne, au moment même où Jung allait être consacré prince héritier de la psychanalyse. Freud était en train d'exprimer son hostilité envers les phéno-

---

1. C.G. Jung, *Synchronicité et Paracelsica*, Albin Michel, 1988, p. 75.

mènes occultes et Jung, qui avait fait sa thèse de médecine sur le sujet[1], en était intérieurement irrité. Mais il se
retenait pour ne rien laisser paraître et ne pas répondre à
Freud de façon trop vive. Quand tout à coup un énorme
craquement se fit entendre provenant de la bibliothèque
de Freud comme si celle-ci allait leur tomber sur la tête.
Freud en resta interdit et Jung, qui, de son côté, n'en
était nullement surpris compte tenu de ce qu'il ressentait,
lui dit qu'il s'agissait là d'un « phénomène d'extériorisa-
tion catalytique », ce que Freud s'empressa de rejeter
comme un non-sens. Jung rétorqua alors, comme pour
appuyer son point de vue, que cela allait d'ailleurs se
reproduire incessamment, ce qui ne tarda pas à arriver,
laissant Freud en état de choc.

Comme si ce craquement émanant de la bibliothèque de
Freud voulait exprimer l'effondrement de son édifice scientifique purement causaliste qui ne laissait aucune place à
l'irrationnel et signifier, à l'extérieur et sans qu'il puisse y
avoir une raison de cause à effet, ce que Jung ressentait intérieurement à ce moment précis.

Jung, grand lecteur de Kant, connaissait bien la vision
détaillée et en simultané qu'avait eue le scientifique
Swedenborg, en 1756, de l'incendie de Stockholm.

Swedenborg, alors qu'il se trouvait dans une autre ville
très loin de là, eut très clairement la vision d'un incendie
qui s'était déclaré à Stockholm. Tourmenté, il s'était
confié à ses domestiques, allant jusqu'à dire que l'incendie se dirigeait vers sa propre maison. Plus tard, il avait
été soulagé en « voyant » que les flammes avaient été

---

1. C.G. Jung, « Psychologie et pathologie des phénomènes dits
   occultes », in *L'énergétique psychique*, Georg, 1973.

maîtrisées trois portes avant que les flammes n'atteignent la sienne. Sa vision avait été, quelques jours plus tard, corroborée par les témoins directs de l'incendie.

Dans ce genre de phénomènes qui soit anticipent un événement futur, soit coïncident à distance avec un autre comme dans l'exemple de Swedenborg, Jung pense qu'à titre provisoire en tout cas, nous devons supposer l'intervention de *coïncidences signifiantes*, c'est-à-dire de quelque chose à la fois de « *l'ordre du sens, et de nature acausale[1]* ».

« La synchronicité signifie d'abord la simultanéité d'un certain état psychique avec un ou plusieurs événements extérieurs qui apparaissent comme des éléments parallèles signifiants par rapport à l'état subjectif du moment et – éventuellement – vice versa[2]. »

Suite à une chute, Monsieur J., le voisin de Béatrice, est mort soudainement et de façon totalement inattendue. Il n'était pas malade. C'était un homme qu'elle appréciait beaucoup pour ses qualités humaines bien qu'ils n'aient jamais eu ensemble de relations autres que de sympathie et de bon voisinage. Sans qu'elle le sache, il a été transporté à l'hôpital où il est mort peu de temps après, puis il a été rapatrié dans son village natal, loin de Paris pour y être enterré. Béatrice n'a pu revoir Monsieur J., ni lui dire adieu. Elle ne pourra pas non plus se rendre aux obsèques et en est très affectée.

Dans les jours qui suivent la mort de Monsieur J., Béatrice est occupée à mettre un peu d'ordre dans sa chambre. Elle entend soudain un étrange bruit sec : « Toc, toc, toc. » Intriguée, elle va voir à la porte d'entrée… Personne. Elle

---

1. C.G. Jung, *Synchronicité et Paracelsica, op. cit.*, p. 269.

2. *Ibid.*

était pourtant sûre que l'on avait frappé et même assez
fort. Elle retourne dans la chambre et à nouveau : « Toc,
toc, toc »… C'est alors qu'elle voit un petit oiseau coloré,
peut-être un colibri, qui virevolte devant sa fenêtre et
tape énergiquement avec son long bec contre la vitre,
comme s'il voulait entrer. Béatrice prend peur, et est très
troublée. C'est la première fois depuis trente ans qu'elle
habite ici qu'une telle chose se produit. Pourtant, ce ne
sont pas les oiseaux qui manquent dans ce secteur ver-
doyant. Mais un comme celui-ci, elle n'en a encore jamais
vu. Elle réalise alors que c'est précisément le jour et
l'heure où son voisin est enterré, à 600 km de là. L'oiseau
disparaît et ne reviendra jamais plus.

Un monde « Un »

L'idée de synchronicité suppose un monde unifié où la
matière et l'esprit ne sont qu'un.

Jung s'intéressa au traité taoïste sur l'expérience du vide *Le
Mystère de la Fleur d'Or*, que lui avait envoyé son ami le sino-
logue R. Wilhelm, dont la lecture lui permit de
comprendre et de donner sens à ce que lui-même avait vécu
au cours de ses années de confrontation avec l'inconscient.
Puis l'étude du Yi King, le *Livre des transformations*[1] dont il
fit l'introduction aux versions allemande et anglaise le
mirent en relation avec une autre manière de comprendre
les événements et le monde qui s'appuyait sur la « non-
causalité » et pour laquelle il n'existait pas de mot en Occi-
dent.

---

1. Voir note p. 3.

Par ailleurs, pendant toutes les années où Einstein était à Zurich, celui-ci venait régulièrement chez Jung et les deux hommes discutaient interminablement au sujet de science et de psychologie. Jung se faisait expliquer la théorie de la relativité qui le passionnait, en échange de quoi Einstein s'initiait à la psychologie[1]. Plus tard ce fut avec Wolfgang Pauli, le prix Nobel de physique, qu'il fut introduit à la physique quantique. Jung analysa ses rêves[2] et ils entretinrent par la suite une longue correspondance[3].

Pour Jung, le monde structuré par les archétypes en tant que formes vides mais génératrices de symboles et de sens est un monde qui dépasse notre nature tridimensionnelle régie par l'espace, le temps et la causalité, un monde où tout est toujours contigu et simultané à tout.

« L'unité de l'homme... signifie... la possibilité de produire aussi l'unité avec le monde, non pas avec la réalité multiple que nous voyons mais avec un monde potentiel qui correspond au fondement éternel de toute existence empirique, tout comme le Soi est le fondement et la source originelle de la personnalité et comprend cette dernière dans le passé, le présent et l'avenir[4]. »

---

1. C.G. Jung, *Sur les fondements de la psychologie analytique, Les conférences Tavistock*, *op. cit.*, p. 98.
2. C.G. Jung, *Psychologie et alchimie*, Buchet/Chastel, 2004.
3. W. Pauli/C.G. Jung, *Correspondance, 1932-1958*, Albin Michel, 2000.
4. C.G. Jung, *Mysterium conjunctionis*, tome 2, *op. cit.*, VI, 9.

« *On peut (penser)… que dans certaines circonstances le hasard peut présenter un caractère de pseudo-intentionnalité… qu'il peut "créer" des ordres signifiants de sorte que tout se passe comme si une intention causale avait été à l'œuvre. C'est là ce que j'entends par synchronicité* [1]. »

Les événements synchronistiques sont dus à la constellation d'un archétype, ce qui, selon l'optique dans laquelle se situe Jung, conditionne certaines « probabilités » psychiques. Ce type d'événement ne peut donc être prévisible car il s'agit d'un acte de création dans le temps, c'est-à-dire d'un acte irrégulier et unique [2] qu'il faut savoir entendre pour ce qu'il est, sans donner dans la magie, ni, au nom d'une rationalité bornée, refuser de voir et d'entendre.

---

1. C.G. Jung, *Synchronicité et Paracelsica*, *op. cit.*, p. 284.
2. Voir, à ce propos, M.-L. von Franz, *La psychologie de la divination*, Albin Michel, 1995.

Conclusion

« Ce que la nature laisse inaccompli, l'art doit le terminer[1] »

Le 14 février 1955, le grand hebdomadaire américain *Time* fit sa couverture avec la photo de Jung et le titre « Exploration de l'âme – Un défi à Freud »[2]. À l'intérieur du numéro, à la rubrique « médecine », se trouvait un long article intitulé « Le Vieux Sage », qui lui était consacré et dans lequel sa conception de l'inconscient et les grands axes de sa méthode analytique étaient expliqués de manière très claire.

À partir de ce moment, il fut évident, outre-Atlantique et pour tous les anglophones, que Jung venait d'être reconnu comme l'un des personnages importants et influents de ce milieu du XXe siècle. Depuis le début du siècle, ses idées avaient, en effet, toujours rencontré une large audience dans tout le monde anglo-saxon. Jung est allé faire de nombreuses conférences à Londres, entre autres à la fameuse Tavistock Clinic[3], et dans différentes grandes universités

---

1. Aphorisme alchimique : « *Quod Natura relinquit imperfectum, Ars perficit* ».
2. *Exploring the soul – A challenge to Freud.*
3. C.G. Jung, *Sur les fondements de la psychologie analytique – Les conférences à la Tavistock*, Albin Michel, 2011.

américaines comme Harvard, Yale ou la Clark University dans le Massachusetts où il se rendit dès 1909 et reçut, comme Freud, le titre de docteur *honoris causa*[1].

Non seulement ses idées et ses concepts y étaient largement reconnus, mais ils étaient aussi très populaires dans de nombreux autres domaines que la seule psychologie, que ce soit celui de la sociologie, des religions ou des mythologies comparées, de la justice[2] ou des arts : danse, musique, cinéma, littérature, peinture, etc.

Le processus de création, réparateur de l'âme

Jung pensait qu'en tant qu'homme, rien de ce qui concernait l'Homme ne lui était étranger. Il y incluait entre autres l'art moderne « avec passion[3] ». Nous avons vu combien depuis le tout début de son œuvre il sut mettre l'accent sur la créativité de l'inconscient et donner du sens aux processus de création qu'il considérait à la fois comme émanant et réparateurs de l'âme.

C'est l'expression de ces processus qui est au centre de son *Livre Rouge* où pendant des années, à la manière de William Blake, Jung s'est appliqué à copier en lettres gothiques et a magnifiquement illustré ses rêves ainsi que ses dialogues avec les personnages de son inconscient. Aussi, que ce soit pour lui-même afin de donner forme à ses émotions et repré-

---

1. Jung et Freud firent le voyage ensemble mais ils n'y avaient pas été invités ensemble ni pour les mêmes raisons.
2. Son test d'associations y a été utilisé en criminalité comme diagnostic psychique de la preuve ou détecteur de mensonge.
3. C.G. Jung, *Correspondance 1958-1961*, Albin Michel, 1996, lettre à sir Robert Read du 2 septembre 1960.

senter ses vécus internes[1], dans le travail thérapeutique avec ses patients, ou d'une manière plus générale, la créativité et la création sont, depuis ses débuts, à l'origine et au cœur même de l'œuvre de Jung.

Outre ses propres productions picturales et les textes qui les accompagnent, Jung s'est tout particulièrement intéressé à la poésie et a, par ailleurs, écrit des articles sur les deux grands pionniers qu'ont été, chacun dans leur domaine, Joyce en littérature et Picasso en peinture[2]. Il considérait l'expression de ces artistes comme le reflet à la fois de leur génie personnel et de l'air du temps[3], que leur inconscient sut capter malgré eux. Une époque, le début des années 1930, sombre et perturbée et au bord de la catastrophe, dont Jung sut repérer les évidentes ressemblances avec la schizophrénie.

Jung considère le processus créatif comme une descente dans les profondeurs de l'âme humaine et non comme la « sublimation » de la pulsion sexuelle dérivée de son but. Ce processus est à la fois, pour lui, un mouvement naturel, mais aussi une lutte et une confrontation lors du surgissement des images issues de ce patrimoine de l'humanité qu'il nomme « l'inconscient collectif ».

Par sa manière d'envisager le travail analytique comme une plongée dans l'inconscient pour en extraire les trésors cachés, la démarche jungienne est également au plus près

---

1. Jung s'est toujours défendu de l'idée que ce qui ressortait ainsi de lui soit de l'art. Voir à ce sujet *Ma vie, op. cit.*
2. Voir C.G. Jung, *Problèmes de l'âme moderne, op. cit.*
3. En allemand *Weltanschauung* qui signifie « conception du monde ».

du processus créatif que Jung a lui-même vécu de l'intérieur au cours de sa vie. C'est pourquoi beaucoup d'artistes ont été à la fois touchés et inspirés par cette œuvre profonde et complexe. Ils ont pu y retrouver leurs propres processus à l'œuvre sans avoir l'impression qu'en créant ils se soustrayaient à quoi que ce soit mais qu'au contraire ils se confrontaient à des forces puissantes autant créatrices que destructrices. Aussi, nombreux sont ceux qui reconnaissent dans l'œuvre de Jung leur propre combat et que son rapport aux images a inspiré[1].

De la chorégraphe Martha Graham au cinéaste Federico Fellini, en passant par le peintre Jackson Pollock et l'écrivain Jorge Luis Borges, Jung, en mettant l'accent sur l'importance du rêve et la créativité de l'inconscient, a inspiré de nombreux artistes de talent[1].

L'inconnaissable, source de richesse

En osant tenir ensemble « la mesure et la déraison, l'ordre et la poésie », Jung fut lui-même le créateur d'une œuvre abondante et originale qui tout en étant œuvre scientifique sut s'ouvrir à l'irrationnel, à l'inconnu et à l'inconnaissable.

---

1. Parmi les plus connus on peut aussi citer : les cinéastes Ingmar Bergman et Margarethe von Trotta, les écrivains Herman Hesse, Thomas Mann, Eugen O'Neill, Doris Lessing, le philosophe Gaston Bachelard, Hergé le père de Tintin, Meret Oppenheim qui était écrivain, peintre et plasticienne, le poète romancier et dramaturge René de Obaldia, le chanteur Greame Allwright, les comédiennes Catherine Dasté et Charlotte Rampling.... La liste est loin d'être exhaustive mais la variété des créateurs lecteurs de Jung et qui se sont intéressés à lui est impressionnante.

Le médecin de l'âme qu'il a été tout au long de sa vie disait de Rainer Maria Rilke qu'il avait puisé aux mêmes sources que lui, c'est-à-dire dans l'inconscient collectif, « *lui en tant que poète et visionnaire, et moi en tant que psychologue, par la méthode empirique*[1] ». Alors pourquoi ne pas laisser au poète le soin de conclure...

« *L'art est... l'amour en plus ample, en plus démesuré. Il est l'amour de Dieu. Il n'a pas le droit de s'arrêter à l'individu, qui n'est que la porte de la vie. Il doit la franchir. La fatigue lui est interdite. Pour s'accomplir il doit œuvrer là où tous – sont* un. *Et quand il fait don de cet* un, *alors survient à tous une richesse sans limites*[2]. »

N'est-il pas plus bel hommage que ces quelques lignes de Rilke à la création, à la dimension spirituelle de l'art et au Soi tel que l'a défini Jung ? On pourrait presque dire à son œuvre tout entière, même si les deux hommes ne se sont probablement jamais rencontrés dans la réalité.

Il est cependant intéressant de constater que le « Vieux Sage » qu'était Jung et le « jeune poète » qu'était Rilke sont allés tous deux puiser « à la même source », celle de l'infinie richesse du monde des archétypes où corps et esprit ne font qu'Un.

---

1. C.G. Jung, *Correspondance 1955-1957*, Albin Michel, 1995, lettre à Ellen Gregori, p. 216.
2. Rainer M. Rilke, *Notizen zur Melodie der Dinge - Notes sur la mélodie des choses*, Allia, édition bilingue, 2008, p. 15.

C'est en réalité là qu'ils se sont rencontrés. C'est aussi là que l'œuvre de Jung nous invite à nous rendre pour permettre à notre créativité de s'épanouir et laisser advenir l'être unique que nous sommes.

Bibliographie

A. Agnel *et al.*,

Dictionnaire Jung, Paris, Ellipses, 2008.

Le vocabulaire de Jung, Ellipses, 2005.

A. Agnel,

Jung, la passion de l'autre, Les Essentiels Milan, 2004.

L'homme au tablier – Le jeu des contraires dans les films de Ford, La part commune, 2002.

B. Allain-Dupré,

« L'écrivain et la navette spatiale » in *Cahiers jungiens de psychanalyse*, n° 132, décembre 2010.

« The Child's Side : Genealogy of the Self », in *Jungian Psychoanalysis*, Chicago and Lasalle, Illinois, Open Court, 2010.

L. Aurigemma, *Perspectives jungiennes*, Albin Michel, 1992.

D. Bair, *Jung*, Flammarion, 2007.

H. Béji, *Islam pride, derrière le voile*, Gallimard, 2011.

L. von Benedek, *La crise du milieu de vie*, Eyrolles, 2010.

M. Cazenave,

Jung, l'expérience intérieure, Éditions du Rocher, 1997.

La synchronicité, l'âme et la science, Albin Michel, 1994.

Sciences et conscience, les deux lectures de l'univers, Stock, 1980.

M.-L. Colonna, *L'aventure du couple aujourd'hui*, Dervy, 2007.

D. Ducret, *Femmes de dictateurs*, Perrin, 2010.

M.-L. von Franz, *La psychologie de la divination*, Albin Michel, 1995.

S. Freud, « Sur l'étiologie de l'hystérie » in *Œuvres complètes III, 1894-1899*, Paris, PUF, 1989.

S. Freud, J. Breuer, *Études sur l'hystérie*, Paris, PUF, 1975.

S. Freud, C.G. Jung, *Correspondance*, vol. 1, p. 271.

C. Gaillard, *Jung*, PUF, Que sais-je ?, 1995.

É.G. Humbert,

Jung, Hachette littératures, 2004.

Écrits sur Jung, Paris, Retz, 1993.

L'homme aux prises avec l'inconscient, Albin Michel, 1994.

L'homme aux prises avec l'inconscient, Retz, 1992.

in André Virel, *Vocabulaire des psychothérapies*, Fayard, 1977.

P. Janet, *L'évolution psychologique de la personnalité*, compte rendu des conférences faites en 1929 au Collège de France, nouvelle édition, 1984.

C.G. Jung,

Le Livre Rouge, La Compagnie du Livre Rouge, à paraître 2011.

Sur les fondements de la psychologie analytique, Les conférences Tavistock, Albin Michel, 2011, traduction française par Cyrille Bonamy et Viviane Thibaudier.

Ma vie. Souvenirs, rêves et pensées, Gallimard, NRF, 2005.

Psychologie et alchimie, Buchet/Chastel, 2004.

Psychogénèse des maladies mentales, Albin Michel, 2001.

Le divin dans l'homme, Lettres sur les religions, Albin Michel, 1999.

Psychologie et éducation, Buchet/Chastel, 1996.

Commentaire sur le mystère de la Fleur d'Or, Albin Michel, 1979.

Correspondance 1958-1961, Albin Michel, 1996.

Les racines de la conscience, Buchet/Chastel, 1995.

Correspondance 1955-1957, Albin Michel, 1995.

Correspondance, 1941-1949, Albin Michel, 1993.

L'âme et le soi, Albin Michel, 1990.

L'homme à la découverte de son âme, Albin Michel, 1989.

Mysterium conjunctionis, tome 2, Albin Michel, 1989.

Synchronicité et Paracelsica, Albin Michel, 1988.

La guérison psychologique, Georg, 1987.

Dialectique du moi et de l'inconscient, Gallimard, 1986.

The Zofingia Lectures, Princeton, Bollingen series XX, 1983.

Aïon, Albin Michel, 1983.

Mysterium conjunctionis, tome 1, Albin Michel, 1980.

Psychologie du transfert, Albin Michel, 1980.

Réponse à Job, Buchet/Chastel, 1977.

Problèmes de l'âme moderne, Buchet/Chastel, 1976.

« Études sur les associations de mots », in *Collected Works*, vol. 2, Princeton University Press, 1973.

« Psychologie et pathologie des phénomènes dits occultes », in *L'énergétique psychique*, Georg, 1973.

Métamorphoses de l'âme et ses symboles, Georg, 1972.

Les racines de la conscience, Buchet/Chastel, 1971.

Les types psychologiques, Georg, 1968.

L'homme et ses symboles, Robert Laffont, 1964.

J. Kerr, *A most dangerous method, The story of Jung, Freud and Sabina Spielrein,* Alfred A. Knopf, 1993.

Lao-tseu, *Tao tö king*, Gallimard, 1971.

C. Maillard, *Les sept sermons aux morts de Carl Gustav Jung*, Presses universitaires de Nancy, 2004.

J. Natanson, « Freud et les images » in *Imaginaire & Inconscient,* 2002/1, n° 5.

« Les actes des apôtres », 9/1-9, in la Bible de Jérusalem.

W. Pauli/C.G. Jung, *Correspondance, 1932-1958,* Albin Michel, 2000.

F. Pessoa, *Le Pèlerin*, La Différence, 2010.

M. Porot, *L'enfant de remplacement*, Éditions Frison-Roche, 1993 ou E. Posnanski, « The "replacement child" : a saga of unresolved parental grief », in *Journal of developmental and behaviorial pediatrics*, 81, 6, p. 1190-1193.

Rainer M. Rilke, *Notizen zur Melodie der Dinge - Notes sur la mélodie des choses*, Allia, édition bilingue, 2008.

D.T. Suzuki, *Introduction au bouddhisme zen*, Buchet/Chastel, 1996.

J. Vieljeux, *Jung, catalogue chronologique des écrits*, Cahiers jungiens de psychanalyse, 2004.

Lexique

Anima : C'est le féminin de l'homme, c'est-à-dire sa part inconsciente, qui compense sa masculinité.

Animus : C'est le masculin de la femme, c'est-à-dire sa part inconsciente, qui compense sa nature féminine.

Archétypes : Ce sont des formes instinctives de représentations mentales qui sont à l'origine des images universelles telles que le Héros, le Vieux sage, la Grande Mère, etc. Les archétypes sont ce qui structure l'inconscient collectif.

Conscient : Le conscient est ce qui s'est extrait de l'inconscient au fur et à mesure du développement psychique de l'individu.

Complexes : Ce sont des fragments psychiques très chargés affectivement qui mènent une vie autonome dans l'inconscient et freinent le développement en perturbant la vie consciente.

Énantiodromie : C'est ce qui se transforme en son contraire, et plus précisément l'apparition soudaine de la contre-position inconsciente dans le conscient.

Énergie : Pour Jung, c'est un synonyme de *libido*.

Images : Les images expriment la créativité de l'inconscient et sont la forme que prend la libido dans les rêves, les fantasmes ou les imaginations.

Imagination active : C'est la manière de dialoguer avec l'inconscient, à partir d'une émotion, en laissant venir les images et en se laissant éprouver par elles comme s'il s'agissait de personnages réels.

Inconscient : L'inconscient est le monde sous-jacent de l'individu, inconnu de lui et qui échappe au contrôle de la conscience. Sans qu'il le sache, il influe sur sa vie, ses émotions, ses comportements et, souvent, dirige ses actions.

Inconscient collectif : C'est la couche profonde et primitive de l'inconcient, structurée par les archétypes et en rapport avec le corps et les instincts.

Individuation (processus de) : C'est le processus naturel de transformation intérieure par lequel on devient un « individu », c'est-à-dire un être autonome et « entier ».

Laisser advenir : De l'allemand *Geschehenlassen*, cette attitude demande de laisser émerger les contenus inconscients, non pas comme une rêverie, mais dans le but de s'y confronter et de les intégrer à la conscience.

Libido : C'est l'énergie qui se manifeste dans le processus de vie. Elle peut se communiquer à tous les domaines, la faim, la religion, la puissance, la sexualité, etc.

Milieu de vie : La crise que beaucoup traversent entre quarante et cinquante ans est un passage important de la vie qui pousse l'individu à s'interroger sur ses véritables aspirations et à réorganiser sa vie en fonction du Soi et non plus du moi.

Moi : Le moi est le centre de la conscience. Il est au croisement de nos contenus conscients et inconscients.

Numineux : Cette notion est à rapprocher des archétypes. Elle désigne le saisissement, c'est-à-dire la soumission passive que provoque l'irruption du sacré dans la vie d'un individu, par le biais d'une image archétypique, qui peut autant fasciner qu'inspirer la répulsion.

Ombre : Ce sont les aspects de notre personnalité que nous ne reconnaissons pas, et que nous trouvons inacceptables car ils s'opposent à l'image idéale que nous voudrions avoir de nous-mêmes.

Persona : La *persona* est le masque, l'ensemble des rôles que l'individu accepte de jouer dans sa vie, afin de s'adapter à son environnement. Elle agit comme une protection, mais peut aussi couper l'individu d'une partie de lui-même.

Projection : C'est le mécanisme par lequel l'individu extériorise ses contenus inconscients en les attribuant aux autres.

Soi : C'est le centre archétypique de la personnalité totale, consciente et inconsciente qui est à côté du moi et qui s'oppose à lui. Il représente l'unification virtuelle de tous les opposés.

Symbole : C'est la forme que prend un archétype pour se représenter. Il exprime ce qui est indicible, car encore inconnu de nous.

Synchronicité : C'est la simultanéité entre un état psychique donné et un ou des événements extérieurs sans relation causale apparente.

Unilatéralité : C'est ce qui se développe dans un seul sens. L'unilatéralité de la conscience est dangereuse car elle met l'individu dans une tension trop grande et en déséquilibre énergétique du fait que ce qui est dans l'inconscient est ignoré.